JN055990

心と体がラクになる
涙のチカラの使い方

涙《るい》活《かつ》力《りょく》

感涙療法士「なみだ先生」
吉田英史
Hidefumi Yoshida

玄文社

はじめに――一粒の涙がこんなにも人を癒す

「一週間に一度、一粒の涙でストレスフリーな生活を目指しましょう」

全国の自治体や学校が主催するセミナーや企業の社員研修、各地のイベント会場などで、私はいつもこのように呼びかけています。

睡眠や散歩、ヨガ、カラオケなどに匹敵するストレス解消法として、特にいま注目を集めているのが、意識的に涙を流す時間を作ること。すなわち私が「**涙活**《るいかつ》」と呼ぶものです。

涙活のメリットはストレス解消だけにとどまりません。

ストレスの軽減による
・**免疫力の向上**
・美容、ダイエットなどへのプラスの影響

さらにはコミュニケーションが円滑になることによる
・**人間関係の改善**
・**チームワークの強化**
といった効果も期待されます。


涙を一粒でも流せば大きなリラックス効果が期待できる——このことは医学的にも証明されています(注)。

しかも涙活は時間や場所を選びません。涙を誘う動画や文章が手元にあればいつでもどこでも、職場の休憩時間など、ちょっとしたスキマ時間の二〜三分で手軽に行うことができます。

そして、**一粒の涙の効果は一週間続く**ともいわれているのです。

私が最初に涙とストレスの関係について意識し始めたのは十数年前、まだ私立高校で教員をしていた頃でした。

生徒からよく相談を受けるタイプだった私のもとには、普段から多くの生徒がやって来たのです。

友だちとモメてしまった、仲間はずれにされてしまった……高校生くらいの年頃であれば、集団生活において日常的に起こりうるトラブルの悩みでした。

私はただじっと生徒の話に耳を傾けながら、彼らの気持ちに寄り添ってうんうんとうなずくだけでしたが、そのうち悩みを打ち明ける生徒のタイプに二つのパターンがあることに気がつきました。

泣き出す生徒と、そうでない生徒です。

話しているうちに泣き出す生徒は、相談が終わるとすっきりとした表情になって教室に帰って行きます。そして、再び相談に来ることはほとんどありませんでした。

一方、泣かない生徒――例えばトラブルの相手の生徒のことを思い出して怒りの感情をあらわにする生徒は、その後も繰り返し相談にやって来るパターンが多かったのです。

私は当時からなんとなく、

「涙には人をスッキリとさせるチカラでもあるのだろうか……」

と思っていました。

それが医学的に根拠のある現象だと分かったのはだいぶあとになってのことです。

私たちの日常はストレス要因で溢れています。

特に意識していなくともなんとなくむしゃくしゃして、誰かに「なんだかイライラしていない？」と指摘されてから、やっと気づいたということもあるでしょう。

知らず知らずのうちにさまざまなストレスを受けて、限界まで溜まったイライラが爆発してしまったという経験のある人もいるかもしれません。

そのような**無意識のストレスを抱えている人こそ、涙活に取り組んでほしい**と考えています。

涙活は生活にメリハリを与えてくれます。

詳しくはのちほど説明しますが、**緊張状態を短時間のうちに緩めてくれるのが涙です。**

仕事に取り組むとき、当然私たちは緊張した状態でいなければならないわけですが、より質の高いパフォーマンスを目指すためには、そのような緊張状態を緩和させる時間を持つことも大切です。

睡眠をとったり、散歩に出かけたり、ときにはカラオケで発散するのもいいでしょう。けれども忙しい日々の中でほんの二～三分、手軽にできる涙活を私は強くおすすめしています。

ストレスは万病のもと。ストレスを抱え続けることで私たちの身体にも負担を与えてしまいます。

それが免疫力や美容にも影響しているかもしれません。周りの人との関係をぎくしゃくさせているかもしれません。

それらを改善する日頃のメンタルヘルスケアとして、セルフストレス解消法として、さらには人間関係をより良いものとするツールとして、一人でも多くの人に涙活を活用してもらいたいと思っています。

（注）有田秀穂「涙とストレス緩和」

涙活力　目次

第二章　涙活でこんなに変わる——涙のチカラとは？

第三章　「一人涙活」のススメ！——今日から自宅で始めよう

Q：どのぐらいの頻度で泣けばいいですか？
Q：涙活はどの時間帯に行うのがいいですか？
Q：複数で涙活を行う場合は誰と一緒に泣けばいいですか？
Q：どうやったら涙を止められますか？
Q：泣き習慣をつけるために、新しい泣きの素材を探す時間がとれません。
毎回、異なる素材を使わなければいけないのですか？

第一章

涙で心のデトックス

——涙活って何？

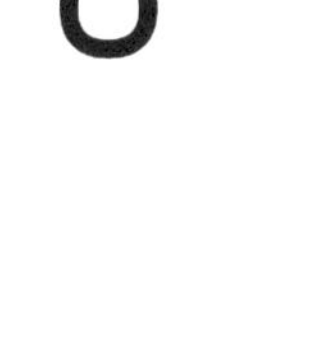

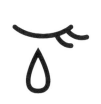

涙にはこんなチカラがあった！

涙を流すとなぜかストレスが消える！

一週間に一度、二〜三分だけ、能動的に涙を流すことによって心のデトックスを図る活動。これが「涙活《るいかつ》」です。

感動する映像を観たり文章を読んだりして涙を流し、脳をリラックスさせることでストレス解消を図ります。

一人でも多くの人にこうした手軽で簡単なストレス解消法について知ってもらおうと、学生時代に出会った寺井広樹《てらいひろき》氏と一緒に言葉を作り、二〇一三年に活動を始めました。ちょうどこの頃、朝活、妊活、終活というような「〇活」という言葉が流行っていて、その時流に乗って、「いまは、涙を流すことでさえ〝活動〟にする時代だ」というキャッチコピーを作り、「涙活」と名付けました。

脳科学者である有田秀穂《ありたひでほ》先生（東邦大学医学部名誉教授）の研究結果を裏付けとし、先生の協力も得ながら活動を続けて、いまではかなり浸透してきています。

テレビやラジオでも多数取り上げられ、インターネットや新聞、雑誌などで「涙活」の文字を見る機会も珍しくはありません。

涙で脳がリラックス

「号泣したらスッキリした」

「思う存分泣いたら、気が楽になった」

このような経験のある人は少なくないでしょう。

ところで、涙を流すとどうして晴れ晴れとした気持ちになるのでしょうか。

涙活で期待される医学的な効果をざっくり簡単にいうと、人間の自律神経が涙を流すことによって、緊張を促す「交感神経」優位の状態から脳がリラックスしている「副交感神経」優位の状態に切り替わる――というものです。

人はストレスを感じたとき、自律神経系の中の交感神経という神経システムが活発になります。交感神経は身体を「戦闘モード」に変えるため、身体は極度の緊張状態に入ります。

この緊張をほぐすために必要なのが、身体を「お休みモード」にする副交感神経の活発化です。

つまり、リラックスとは、副交感神経を活発化させることだともいえます。

副交感神経を活発化させるのに最も簡単な方法、それは「睡眠」です。

寝てしまえば交感神経によって引き起こされたストレスも軽減させることができ、疲れも取れます。

一方で、睡眠不足が続いたり、なかなか深い眠りに就けなかったりすると、交感神経が働き続け、ストレス過多になりがちです。ストレスが溜まる↓眠れない↓ますますストレスが溜まるという悪循環にも陥ってしまいます。

しかし、眠りに就かなくても副交感神経を活発化させる方法があります。

涙と交感神経のはたらき

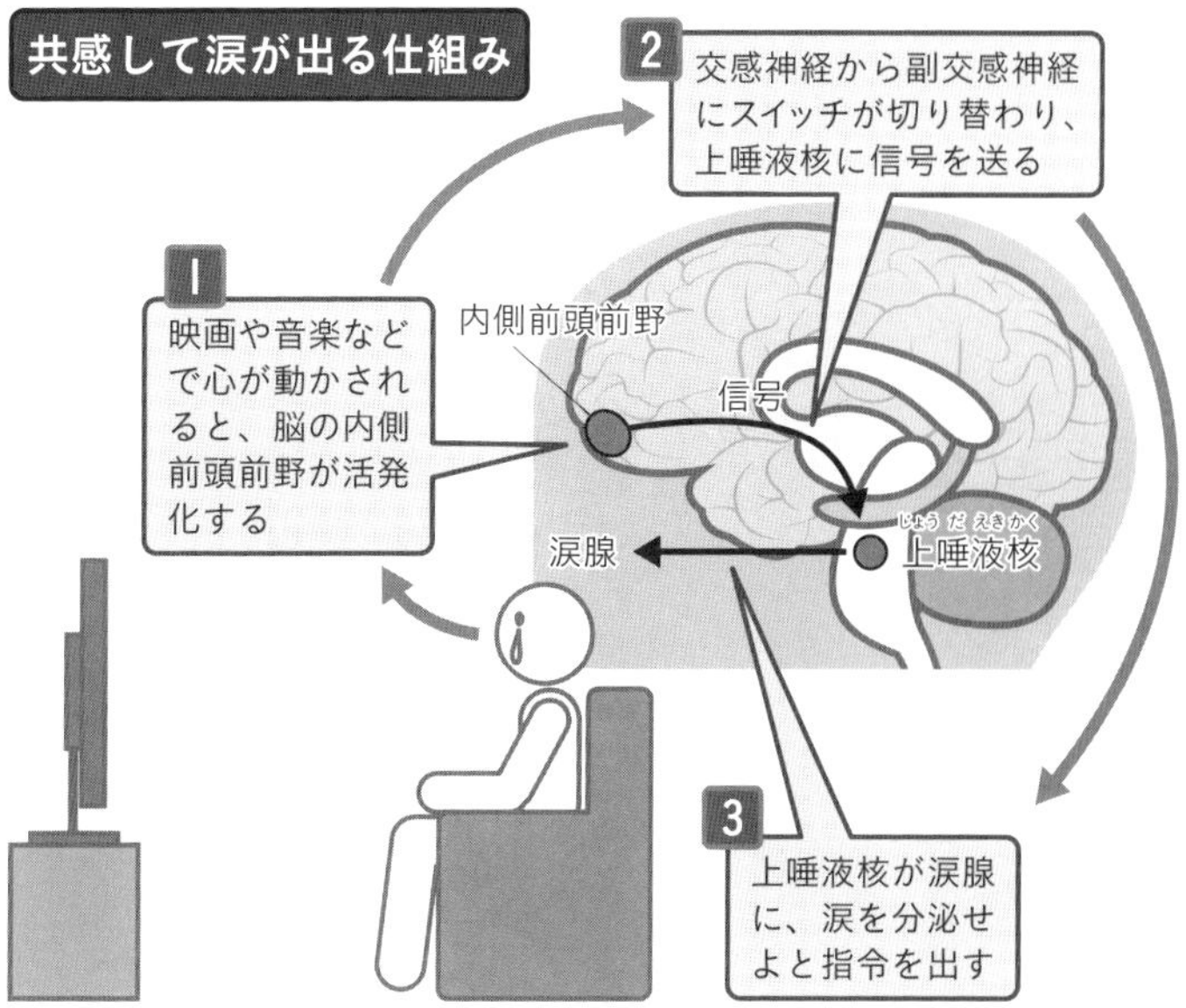
共感して涙が出る仕組み
1
映画や音楽などで心が動かされると、脳の内側前頭前野が活発化する
2
交感神経から副交感神経にスイッチが切り替わり、上唾液核に信号を送る
3
上唾液核が涙腺に、涙を分泌せよと指令を出す
内側前頭前野
信号
涙腺
上唾液核《じょうだえきかく》

それが**涙を流すこと**です。

泣くことで気持ちがスッキリとするのは、起きた状態であるにもかかわらず、まるでたっぷり寝たようなリラックス感を得られるからなのです。

さまざまな場所に広がる「涙活」
――企業、教育現場、自治体、病院、福祉施設でも

加えて私が提案する涙活のプログラムには、医学的な根拠だけでなくスクールカウンセラーとしての経験や心理学の知識に基づく手法も取り入れています。

日々多くのストレスに悩まされている現代人が自らを見つめ直し、自身のメンタルヘルスを上手にマネジメントしていくためのツールとして、すでに数多くの人が取り組んでいるのです。

例えば企業では、福利厚生の一環で、従業員に向けて、セミナーを実施します。

働き方改革やストレスチェックの義務化などで労働環境の改善に努める企業が増える一方で、これまで同様もしくはそれ以上の長時間労働を強いられたり、休日出勤が増加したりするなど、肉体的・精神的にも消耗している従業員も多く見受けられます。完全

にストレスのない環境に身を置くことが難しい以上、従業員それぞれがストレスをうまく解消する方法を見つけることが求められてきます。

涙活セミナーを通じ、その重要性を理解してもらいます。従業員五人くらいの小さな会社から、数万人規模の大きな会社まで、年間平均で七〇社近く、涙活セミナーを実施しています。

学校などの教育現場では生徒や保護者に向けて、あるいは過大な業務負担でストレスを抱えがちな教員を集めた研修の場で、涙活を実際に試してもらっています。

とある県では「保健研究会」という形で、県内のすべての県立高校の校長先生およそ四〇〇人に涙活を体験してもらいました。都内の名門私立大学で、講堂に集まった一三〇〇人が一斉に涙活に取り組んだこともあります。

自治体などからの依頼で、「生涯学習講座」の一環として公民館や図書館などで涙活を行うことも少なくありません。

そして病院。やはりストレスの多い患者や職員、医師、看護師などを対象に、手軽にできるストレス解消法として涙活のやり方をレクチャーしてほしいという依頼が多く寄せられています。

介護（福祉）施設でも、利用者やその家族に向けた涙活セミナーを実施しています。さまざまな悩みを抱えた人が、泣きの場を共有することで心を解放し、高いカタルシス効果（緩和の効果）を得ることが期待できるのです。

また医療や介護の従事者は昼夜逆転の業務をはじめとする過酷な勤務状況から、ストレスが溜まりやすい傾向にあります。涙活を通じて心の「コリ」をほぐしたり共感力を高めたりすることで、職場でのより良い人間関係の構築、さらにはチームワークの改善も期待できます。

短時間でもすぐに効果のある「涙活」

涙活は二～三分もあれば十分可能です。短時間ですぐに脳をリラックスさせることができます。

世の中はコマーシャルやインターネット配信動画など、九〇秒程度で泣ける感動的なコンテンツに溢れています。そのような動画をスマートフォンやパソコンに入れておいて、ちょっとした空き時間に涙を一粒流せばいいのです。トイレ休憩や、ちょっとしたティータイム、在宅勤務であればそのまま自宅で休憩時間に……どんなタイミングでもかまいません。

涙を流すということ、特に人前で泣くことに対して抵抗感のある人は多いでしょう。けれども大人だって、子どもだって、教員だって、医療従事者だって、もっとたくさん泣いていいのです。

泣くことがストレス解消につながります。

泣いてストレスを解消し、生活にメリハリをつける——そんな取り組みがいま、大きな広がりを見せているのです。

涙活の仕組み――涙にどんな効果が期待できるのか

三種類の涙

では、涙を流せばなんでもストレス解消になるのかというと、それは違います。ストレス解消効果が期待できる涙には条件があるのです。

涙には三種類あるといわれています。「**反射の涙**」、「**基礎分泌の涙**」、そして「**情動の涙**」です。

「反射の涙」は、目にゴミが入ったときや玉ねぎを切るなどして刺激を受けたときに反射的に出るもの。

「基礎分泌の涙」は常に少しずつ流れていて、私たちの目の潤いを保ってくれるものです。

そして**ストレス解消に効果があるとされているのは、三つ目の「情動の涙」**。喜怒哀

情動の涙と共感脳

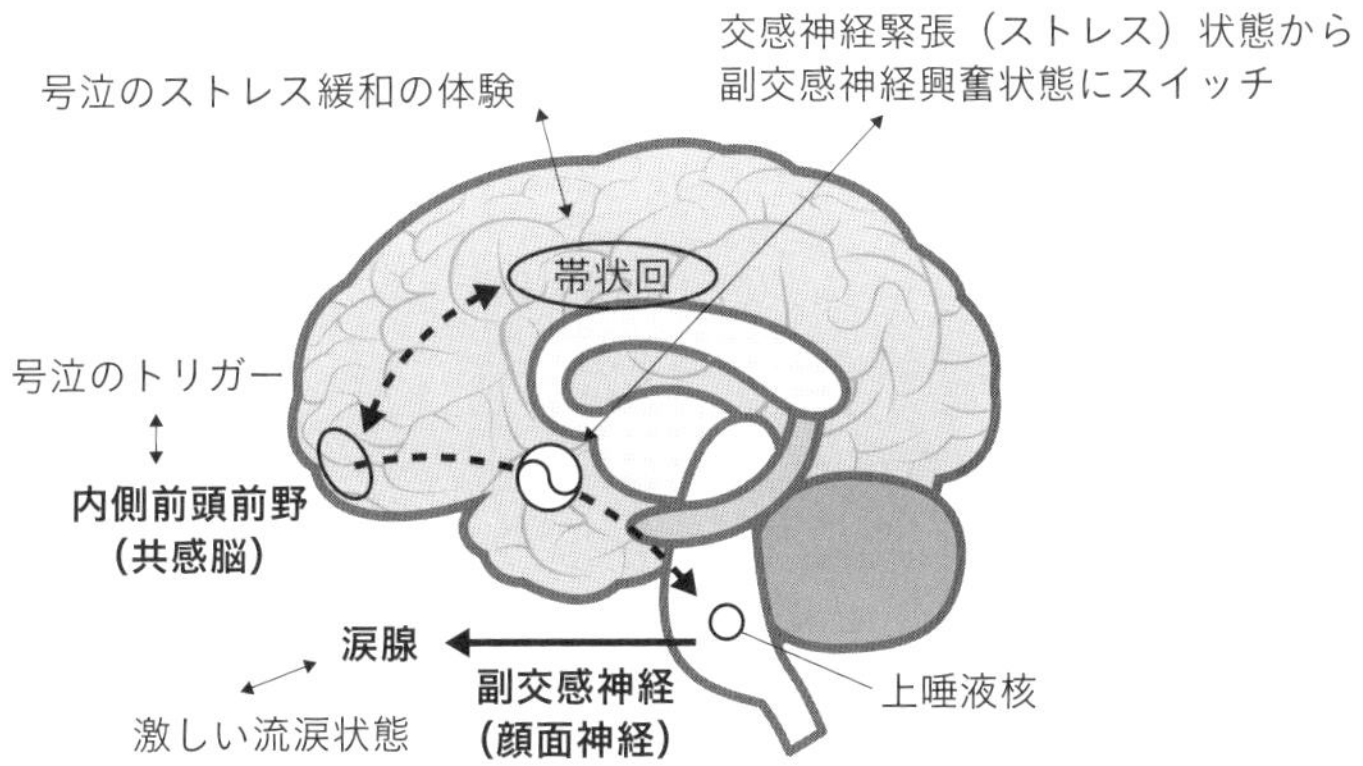

参考：有田秀穂「涙とストレス緩和」

楽などで心が揺り動かされ、脳が激しく興奮したときに目から溢れる涙です。

情動の涙が脳をリセットする

人は映画や音楽などで心が動かされると脳の「**内側前頭前野**」（**共感脳**）という部分が活発になり、副交感神経が優位の状態となります。そして涙腺に信号が送られ、大量に分泌された涙が目から流れ出ることになるのです。

つまり、情動の涙を流す過程で自律神経のバランスが一時的に副交感神経優位の状態にシフトし、ストレス状態（交感神経が緊張している状態）にある脳がリセットされるというわけです（注）。

このとき涙は目にうっすら滲む程度ではなく、目から溢れ出る量でなくてはいけません。先ほど述べた共感脳の動きは、目から溢れるほどの涙が分泌されたときにより活発になるとされています（注）。

涙活はこれらの仕組みを利用した、**共感脳を震わせる活動**なのです。

（注）有田秀穂「涙とストレス緩和」

涙活の基本とさまざまな手法

ここからは、私が普段からたくさんの方々と取り組んでいる涙活の代表的なプログラムとその基本的な流れについて説明します。

「涙活セミナー」はこんな内容

複数人で集まり、映画その他の映像や音楽の鑑賞、詩や手紙の朗読、絵本の読み聞かせなど、涙を誘いやすいコンテンツを用いて涙を流すのが「**涙活セミナー**」です。

まず冒頭で涙を流すことで期待できる効果について、私から簡単に説明を行います。泣くことは医学的にもその肯定的な効果が認められている、ここは泣いてもいい場所だ、と積極的に発信することで**安心して涙を流せる心理状態を作る**のです。

そのあと、例えば映像なら、二～三分あるいは五～六分のものを七、八本続けて鑑賞します。泣きどころ――私は「**泣きのツボ**」と呼んでいますが、そのポイントが人によって異なるため、なるべく多種多様なジャンルの映像を用意するのです。

そして映像を観終わったら「**涙友**《るいとも》**タイム**」。

「類は友を呼ぶ」という言葉がありますが、「類」を「涙」とかけて「涙は友を呼ぶ」、すなわち「涙友」。

泣く場を共有した者同士で、感想や気づきをシェアする時間をとるのです。どんなポイントで泣いたのか、それはなぜなのか。自身の過去の経験を振り返ってもらい、語り合います。

涙を流したあとというのは本音を話しやすい心理状況になります。

互いの「泣きのツボ」を共有してその違いを知るとともに、普段なら人に言えないような話を打ち明けることでまた癒されてスッキリする、という効果も見込んでいます。この場で涙を流す人もいます。

涙活セミナーは現在二か月に一度程度、脳科学者の有田秀穂先生の協力を得て都内のスペースで開催しています。

涙活セミナーの基本プログラム

【1時間半〜2時間】

① 涙の効用についての講義（10分）

② 泣ける映像等の鑑賞（30分）

③ なみだ作文（20分）

④ 泣き言セラピー（10分）

⑤ 涙友タイム（20分）

※質疑応答

十歳代から七十歳代まで、幅広い年齢層の方々が訪れています。

※「なみだ先生」公式サイト：http://www.tearsteacher.com

ストレスのもとを共有する「泣き言《ごと》セラピー」

涙を流す「涙活」からは少し離れますが、ストレス解消を図るためのプログラムとして涙活セミナーの中に「泣き言セラピー」というワークショップも取り入れています。

泣き言、つまりストレスのもととなっているものごとを紙に書き出して、周囲の人と共有するのです。主に企業や学校、ＰＴＡの集まりなどから依頼を受けて実施しています。やり方はシンプルで、小さな紙に普段から抱えている愚痴や弱音を匿名で書いてもらいます。それを箱に入れてもらって回収し、その場で私が読み上げるのです。

泣き言セラピーで期待できる効果はいくつかあります。

まずは胸の内でモヤモヤとしているストレスが、自分で言語化し書き出してみることで整理されるということ。

自身のストレス量や状況を客観視することにつながります。

さらにそれを私がその場で読み上げることで、例えば企業の研修の場などで実施した場合は、上司が部下の泣き言を知ることになります。

「入社して七年ですが、ここ数年、まったく給料が上がっていません！　さらに、業績不振だからとボーナスが減額になってしまい、正直、モチベーション下がりまくってます！」

「先輩のパワハラがひどすぎます、ちょっとのミスでも『もう仕事辞めちまえ！』と暴言を言われます。仕事に対してはやりがいを感じていますが、そろそろ限界かも」

「一か月前、異動で希望していない部署に配属されたのですが、仕事にどうしても興味が持てず、やる気が出ません。朝起きて、会社に行くのが憂鬱です。転職しようか悩み中です」

匿名だからこそ、本音が出てきます。

泣き言セラピーは、個人が抱えるストレスや組織に対する不満などを組織の側に届けることができるわけです。

普段の生活の中で、私たちは泣き言をなかなか表立っては言うことができません。こういう場だからこそ吐き出した泣き言が、組織の環境を良くする一つのきっかけにもなります。

環境改善までつながらなくとも、自分の泣き言を「誰かが知ってくれた」という事実だけでスッキリする人もいます。

自分一人で抱えていたものが、匿名であっても読み上げられることで他の人に伝えることができた——そのことだけで気持ち良く仕事に取り組むことができるきっかけになるようです。

「自分だけではなかった」ことを知る

誰かの泣き言が読み上げられることで、同じ泣き言を抱える他の人が「自分だけではない」「同じ考えの人がいる」と知ることもできます。それがストレスの解消とともに組織の一体感や連帯感を生むことにもつながるのです。

例えば学校のＰＴＡの集まりで、子どもたちの親を対象に泣き言セラピーを実施したこともあります。子育てをする中でのそれぞれの苦労やストレスが泣き言として集まり、それを私が読み上げたのです。

すると親同士で「他の親も苦労している」「自分だけではなかった」と、自身の励みにしていく姿が見られました。

それぞれが頑張っているという事実を知ることでストレスがやわらぎ、前向きになっていく。そんな効果が泣き言セラピーにはあるのです。

学校のＰＴＡの向けのセミナーではさらにこんな出来事もありました。

「子どもが言うことを聞かない」

「子どもが家に帰って来るやいなや、勉強もせず外に遊びに行く」

このような泣き言を書いた人がいたのです。

泣き言は匿名で書きますから、本来は誰が書いたものなのか分かりません。しかしそのあとの涙友タイムの時間に本人が「実は私がその泣き言を書いたのです」と自ら名乗り出てきました。

すると、近くにいた別の保護者がこんなことを言ったのです。

「うちの子どもがよくお宅の息子さんとサッカーをしている。子どもの話によると、息子さんは隣のクラスとのサッカーの試合に負けてからずっと、うまくなるように練習しているらしい」

泣き言を書いた人はそれを聞いて、ものごとを一面的に捉えていたことを恥じていました。

それからというもの、その二人は仲良くなり、互いに良き相談相手となったそうです。

泣ける話を書いて共有――「なみだ作文」のテーマは多種多様

短い時間で作文を書き、書いた本人がその作文を読み上げて誰かと共有しながら泣くという方法もあります。

セミナーでは七~八分の時間を設け、「泣ける話を書いてください」と伝えて、自由に書いてもらいます。

「実話でも創作でもかまいません」と言っていますが、やはり実話で書く人が多いよ

涙活セミナーの様子①

◉企業で従業員に向けての涙活セミナーの様子

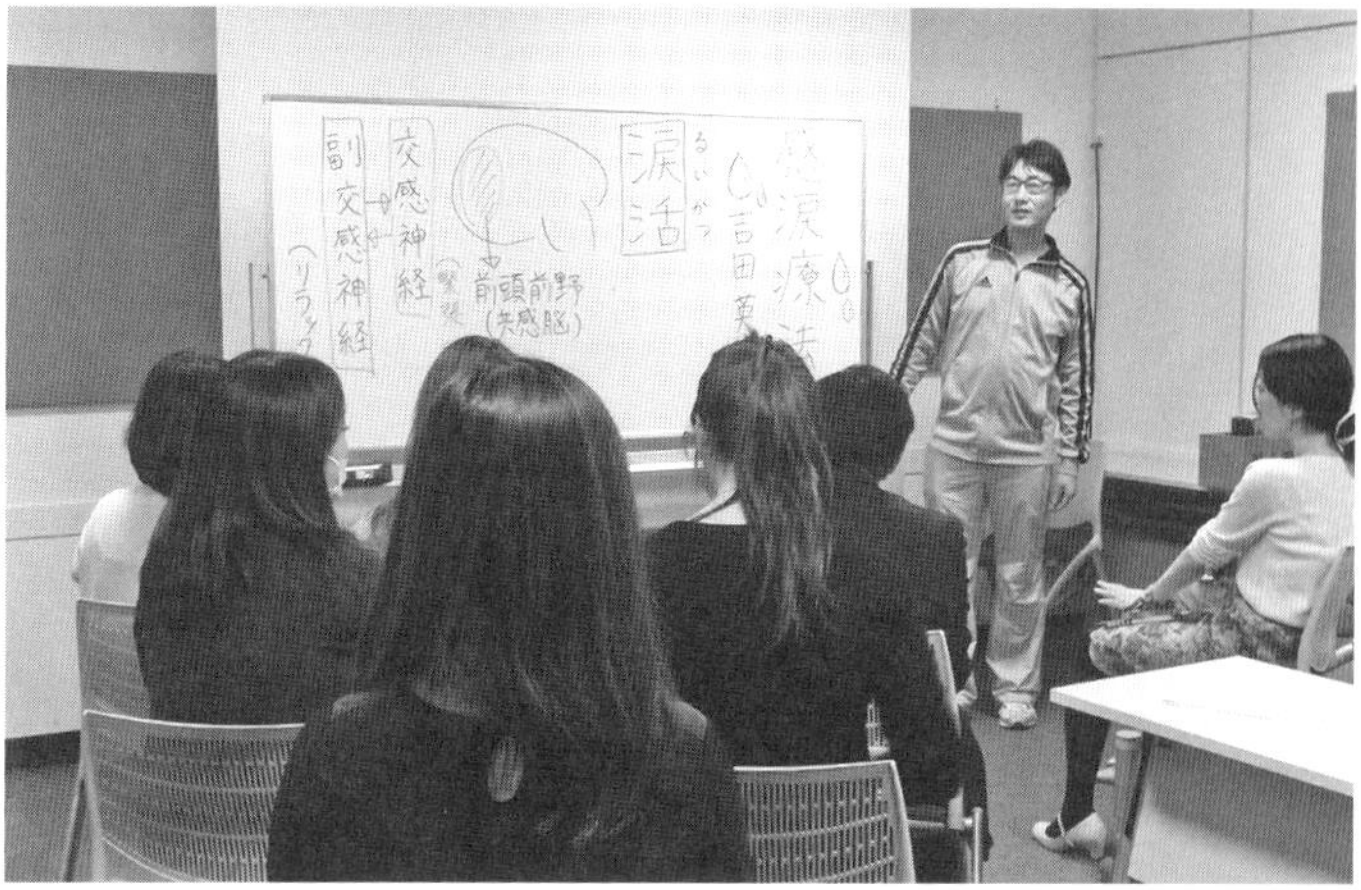

◉学校で中高生に向けての涙活セミナーの様子

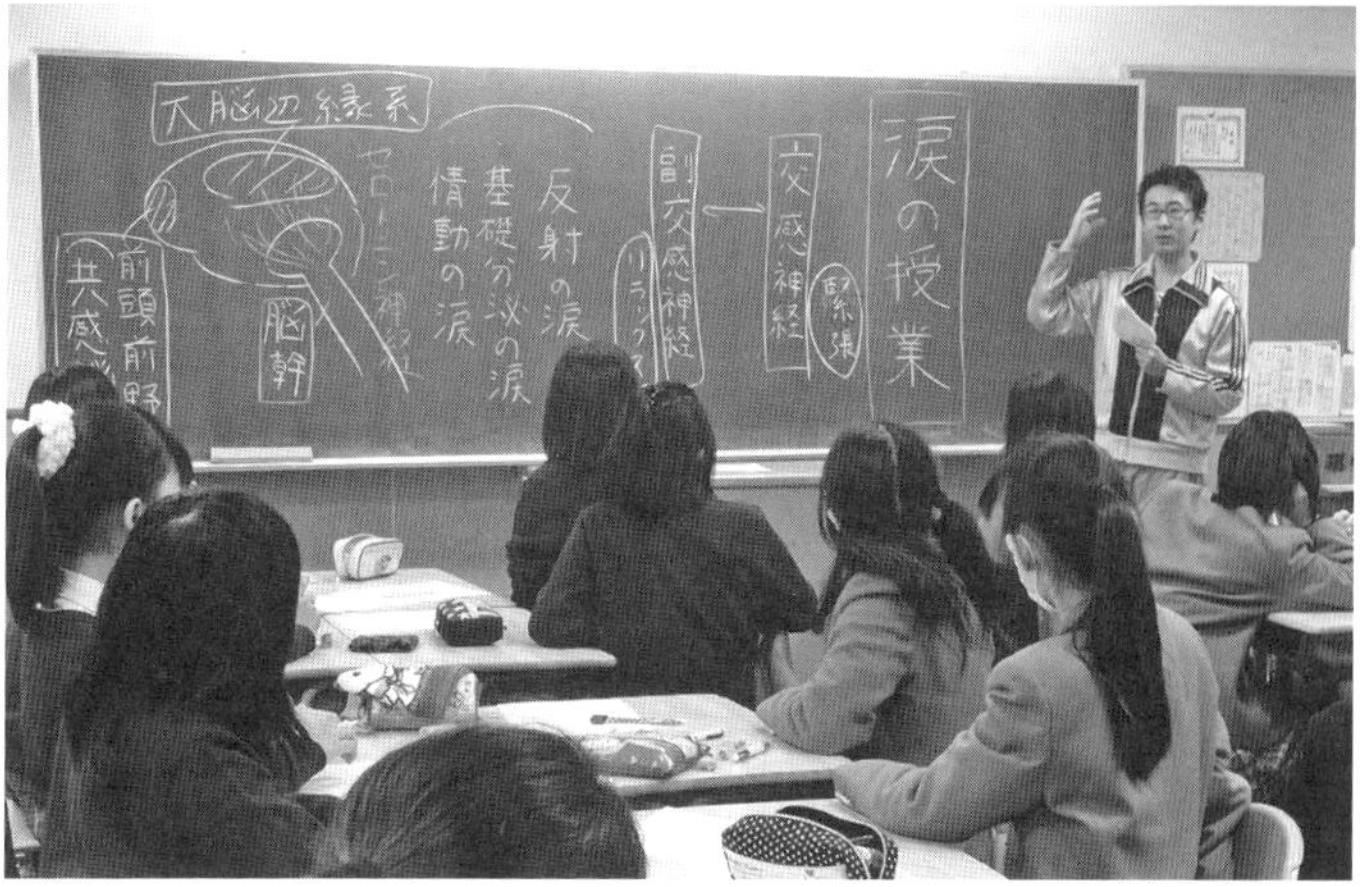

うです。

学校に呼ばれて生徒たちに書いてもらうときなどは、親への感謝の気持ちを書く子どもが多いです。普段は親に反抗してばかりいるけれど本心では感謝している、という内容です。

生徒に発表してもらうのですが、読み上げている最中に、溜め込んでいた気持ちを思わず吐露したのでしょう、泣き崩れる生徒も出てきます。それを聞いている周りの生徒たちも、感極まって号泣します。発表者の話の内容に共感して泣く生徒もいれば、泣く姿にもらい泣きする生徒もいます。

クラス中の共感脳が震え合っている状態になります。

親を対象にした場では、やはり子育てをテーマにした作文が目立ちます。それぞれ子育てで苦労した経験を作文にしたためる。読み上げながら涙を流す。同じような経験をしてきた人が多いですから、それを聞いてやはり涙を流す。お互いの作文でもらい泣きし合う、という具合です。

学校の先生であれば教職に就こうと思った当初の気持ちや就くまでの道のり、会社員であれば、その仕事を目指そうとしたきっかけや入社までの人生などを書く場合が多いです。

ある先生は自分がかつて問題児だったというエピソードを披露してくれました。学生時代、当時の先生からよく怒られ、最後の追試で単位ギリギリながらもなんとか卒業できたというくらいだったそうです。

ところが卒業式の日、それまで何度も喧嘩《けんか》をして仲が悪いと思い込んでいたその先生が、自分のために大泣きしていたのだそうです。その瞬間、自分がその先生に愛されていたことに気がついた――そんなことを作文にしてくれました。

セミナー終了後のアンケートには、「作文を書いたことによって、いま自分が担任しているクラスの生徒に同じように愛情を持って接していないことに気がついた。これからはもっと愛情を持って接したい」と書かれていました。

公民館でなみだ作文を書いてもらったときは、参加者の七十二歳の男性が娘の出産に立ち会った話を涙ながらに発表してくれました。

涙を流した背景には、妻への思いがあったそうです。

会社員時代、海外出張が多くて妻の出産にも立ち会えないほど忙しく、妻のことを顧みる余裕もなかったというその男性。娘の出産についての作文を読み上げているうちに、なんの不満も言わずに支え続けてくれた妻のことが頭に浮かんできたと言います。申し訳なかったという思いと感謝の気持ちがふつふつと湧いてきたそうです。

セミナー終了後、私のところにやって来て「妻に対する自分の思いに気づき、スッキリしました。ありがとうございました」と話していました。

このように、なみだ作文のテーマは多種多様です。制約なくそれぞれ自由に書いていきますので、その人の「泣きのツボ」にピッタリ合うものになります。

人は他の誰かが泣くような作文を書こうとするとき、無意識に「自分ならどんな話で泣くだろうか」ということを考えながら書いています。そのためなみだ作文は、自分の「泣きのツボ」を探す場合にも最適な方法なのです。

涙活セミナーの様子②

◉公民館で地域住民のみなさんに向けての涙活セミナーの様子

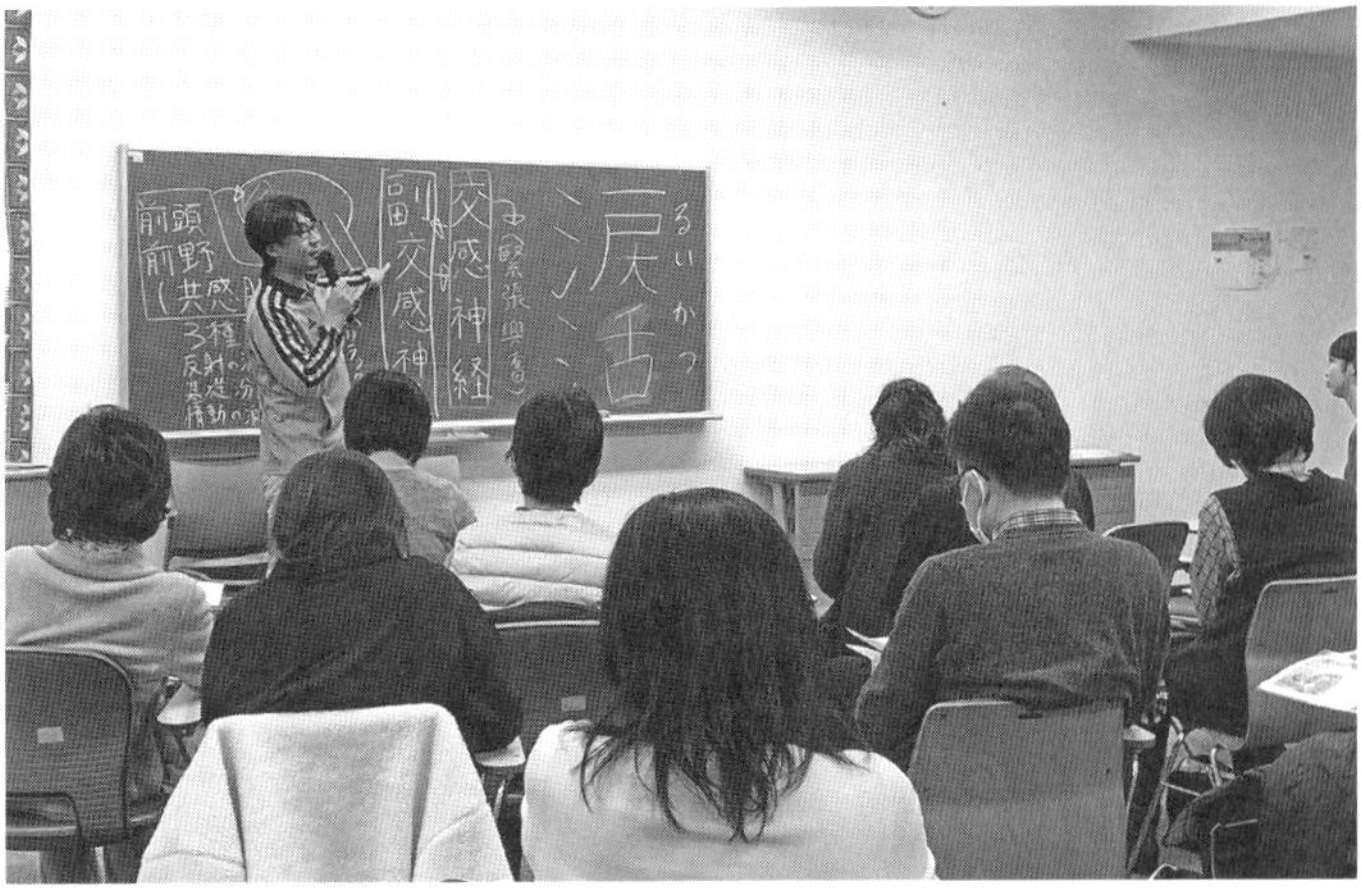

◉講演会形式で行う涙活セミナーの様子

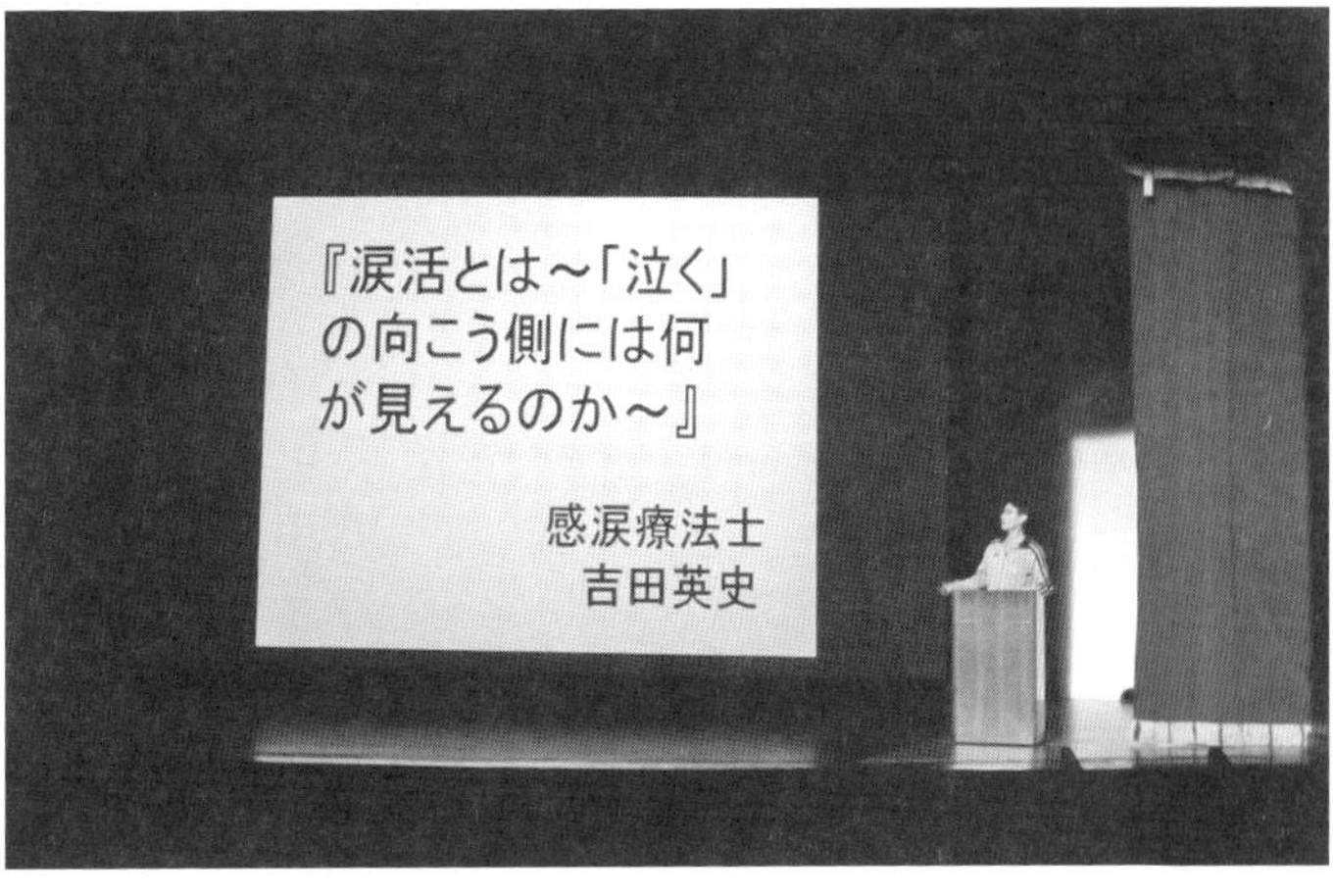

とはいえ「いきなり作文を書けと言われても、何を書いていいのか分からない」「短時間では書きづらい」と言う人も少なくありません。

のちほど詳しく説明しますが、実は短時間で「泣ける」作文を書くためにはいくつかコツがあります。コツさえ分かれば誰でも簡単に書けますので安心してください（一一〇ページ：一人で「なみだ作文」のコツ参照）。

一枚の写真で泣こう

日々、涙活セミナーで実施するワークショップを開発していますが、参加者の案で生まれたワークショップがあります。

一枚の写真を見て涙活するというものです。

次ページの写真を見て、みなさんはどんなストーリーを思い描きますか？

想像力を働かせることで、この写真の場面は泣けるものになります。

実際のセミナーでは、最初に数分、参加者にこの写真を見せます。しばらくすると、涙を流す人が現れます。

この写真を見て、泣けるかチャレンジしてみよう

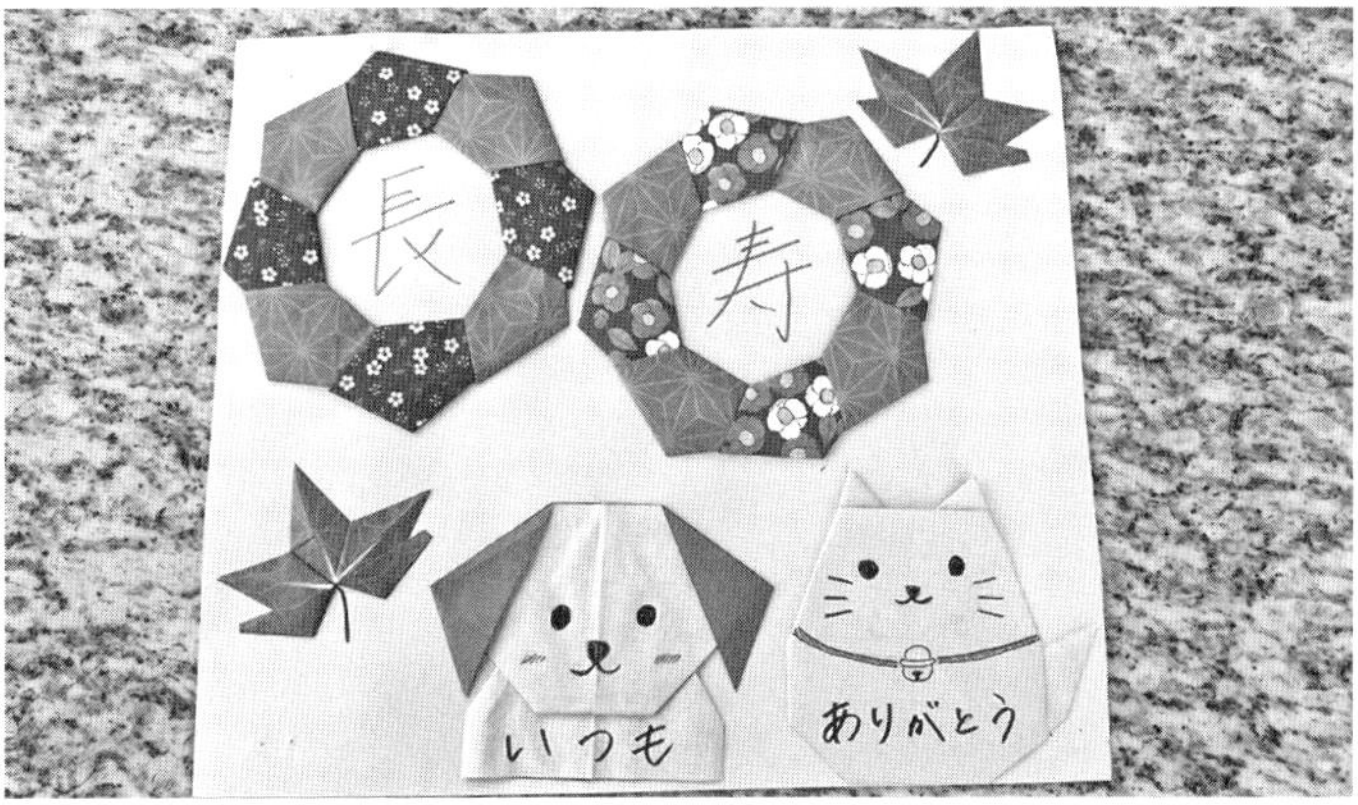

この写真は、孫がおばあちゃんの誕生日をお祝いするために、その気持ちを色紙に表現したものです。ここから何を感じ取るのかは、参加者の想像に任せるところです。

「いつもありがとう」の言葉にジーンとくる人、「長寿」という言葉を折り紙で丁寧に飾り付ける孫の気持ちを想像して涙する人、はたまた犬と猫の絵を介して感謝の気持ちを表現している様子に泣く人と、参加者それぞれその写真に心を動かし、涙を流します。

写真はいくつかあり、ほかにも桜を背景に犬とおばあさんが向き合っている写真を参加者に見せることもあります。

犬がおばあさんに「大事にしてくれてありがとう」と言っているとか、おばあさんが犬に「私のところに来てくれてありがとう」と言っているとか、参加者は写真からそのやりとりを想像して、自分自身でストーリーを作り涙を流します。

あるいは、優しいおばあさんと元気な犬のかけがえのないひとときに思いを馳せて涙を流す人、咲き乱れる桜を背景に犬とおばあさんがいるという、その情景の美しさに感動して涙を流す人など、さまざまです。

この、写真を使うワークショップは、動画等を観せて涙活してもらう形式とは異なり、参加者それぞれが持つ人生経験や価値観をもとに、自由な視点でストーリーを考えることができます。

写真を見たあとに、参加者が二、三人の小グループになり感じ方を共有します。それぞれが感じた泣けるポイントを挙げ、それを共有することで**泣きのツボは多様であることを知る**と同時に、**新しい自分の泣きツボを開拓するきっかけ**にもなります。

ここで紹介したプログラムはすべて私が普段からさまざまな場所で取り組んでいるもので、通常は複数の人たちで行うことを前提としています。

しかし**涙活は一人でも実施可能**です。セミナーの終わりにも毎回、「自宅で一人涙活を実践してください」「一週間に一度は泣く習慣をつけてください」ということをお話しししています（第三章参照）。

これらのプログラムの最大の狙いは、ワークを通じて**自身の「泣きのツボ」を発見し、効果的な涙活のやり方を身につけてもらう**というもの。

最終的に目指しているのは、みなさんが涙活を習慣化し、ストレスフリーな生活を送ることなのです。

涙活が心をスッキリさせる心理学的な理由

涙活セミナーのプログラムで扱っている内容は、実をいうと心理学の要素を取り入れて組み立てています。

人が無意識の中で抑圧されてきた感情や記憶をきちんと意識して受け入れることで、自分自身について気づきを得たり、辛い症状があればそれが軽減されたりするというところを目指すものです。

来談者中心療法と涙活

「涙友タイム」で用いているのは、「来談者中心療法」という手法。何かしらの問題を抱えている人に対して、解決に向けた行動を指示するのではなく**本人が自らの力で向き合い解決していく**ためのサポートをしていく、**潜在的な自己成長能力を引き出す**というアプローチです。

人は、自分が思い描いている自身の姿とあるがままの自分が一致していることで心の安定した状態を保てるといわれています（自己一致）。

また、聞き手が話を否定することなく丸ごと聞く（無条件の肯定的関心）、さらには共感を示すことで（共感的理解）、本人が問題を見つめ直し解決に導いていくきっかけになるのです。

この「自己一致」「無条件の肯定的関心」「共感的理解」の三つが、「来談者中心療法」の重要な要素となっています。

「自己一致」と涙活

「自己一致」という意味では、涙友タイムでは参加者がそれぞれどのような映像のどのシーンで泣いたのか、過去のどのような経験がもとになっているのかを話し合い共有します。

ここで、**「自分は過去にこのような経験を持つ人間である」というイメージと、いま**

泣いている「**あるがままの自分**」が一致するのです。

例えば亡くなった父親が出てくる映像で泣いた人であれば、自身の父親との過去を振り返る。

その中で、自分が涙を流した理由がもしかすると父親との思い出にあるのかもしれない、対立にあるのかもしれない、あるいは他の要因――これまで自分が押し込めてきた気持ちにあるのかもしれないということを考えます。

何がいまの状態に影響を及ぼしているかについて、気づきを得るようになるのです。もし何か問題があるならば、それが明確になり、自分自身で解決していこうという前向きな姿勢につながっていきます。

映像のどこかのシーンで感情が動いて涙を流すというのは、自分の過去に何らかの経験があり、それがもとになっているのです。

「無条件の肯定的関心」と「共感的理解」

そしてそれを参加者同士で共有し互いに耳を傾け合うことで、「無条件の肯定的関心」

心理療法と涙活

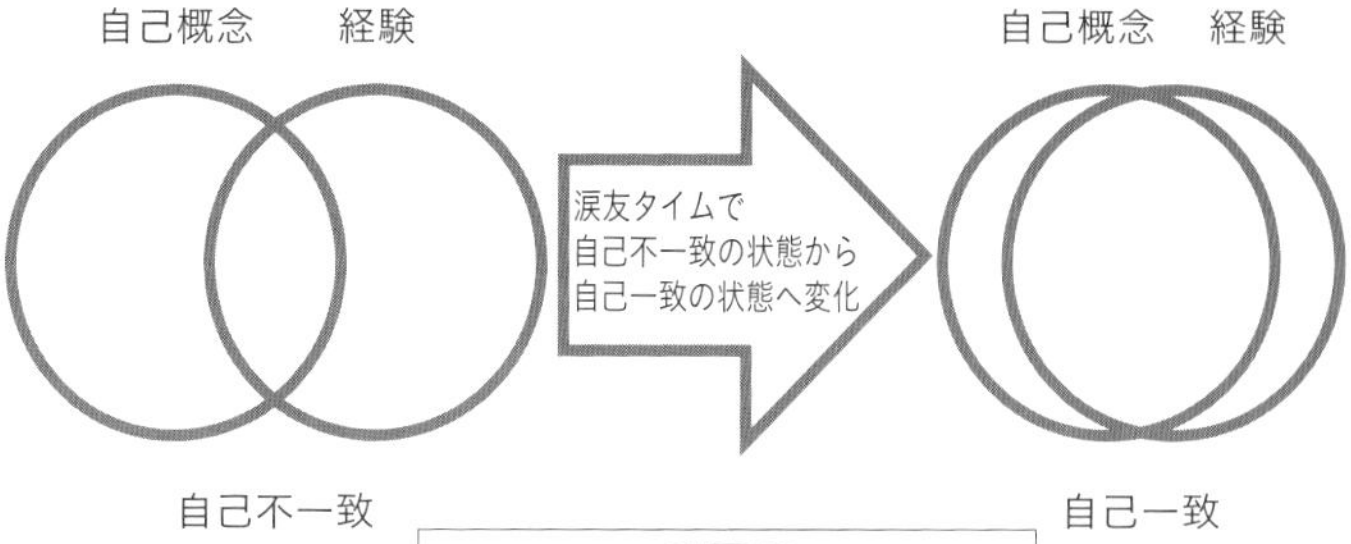

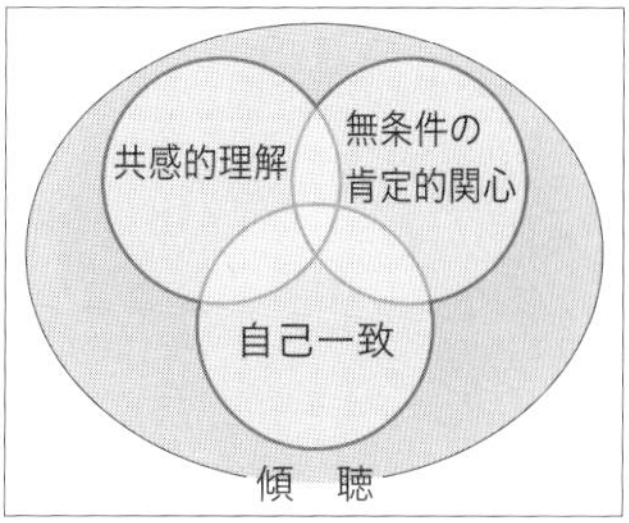

涙活セミナーでは、プログラムの最後に実施する涙友タイムまでの一連の流れの中に、心理療法を随所に取り入れ綿密に設計しています。

や「共感的理解」の要素も達成されます。

同じ泣きの場を共有すると、知らない人同士であっても素直に自分の思いを話せるようになります。**それぞれの思いをお互い一生懸命に聞く、傾聴する……「涙友タイム」は、そのような「無条件の肯定的関心」**の空間です。

また、「泣く」ということそれ自体が一種の自己表現であり自己開示の行動でもあります。**ありのままの自分の姿、心の内の思いを表に出している状態**なのです。

同じ空間で、同じ映像の、同じシーンを観て一緒に泣くというだけでも、互いに「共感的理解」をし合うことにつながります。


例えば、余命わずかな母親と娘との交流を描いた映像作品があります。

その映像の同じシーンを観て泣いたセミナー参加者の二人は、どちらもお母さんを病気で亡くされた人たちでした。涙友タイムで、お母さんとの思い出を二人は泣きながら語り合っていました。

それまで面識のなかった二人だったのですが、そこでまさに「涙友」になり、困ったときに悩みを打ち明けられる無二の親友になったそうです。

認知行動療法と涙活

そしてもう一つ、「泣き言セラピー」で用いているのが「認知行動療法」です。

「認知」とはものの受け取り方や考え方という意味で、認知行動療法はこの認知に働きかけて気持ちを楽にする精神療法（心理療法）の一種です。

私たちは、自分が置かれている状況を絶えず主観的に判断（＝認知）し続けています。しかし、強いストレスを受けているときやうつ状態に陥っているときなど、特別な状況においてはそうした認知に歪みが生じてしまいます。悲観的に考えがちになり、問題を解決できない心の状態に追い込まれてしまうのです。

その結果、抑うつ感や不安感も高まっていきます。

認知行動療法ではそうした考え方のバランスを取りながら、ストレスにうまく対応できるような心の状態を作っていきます。

悲観的にも楽観的にもなりすぎず、現実的でしなやかな考え方によって、いま目の前にある問題に対処していけるように手助けをするのです。

認知行動療法は、欧米ではうつ病や不安障害（パニック障害、社交不安障害、心的外傷後ストレス障害、強迫性障害など）、そのほか不眠症や摂食障害、統合失調症などの多くの精神疾患に効果があることが実証され、広く使われています。

患者の気持ちが大きく動揺したり辛くなったりしたとき、本人の頭に浮かんだ考えに目を向けて、それがどのくらい現実と食い違っているかを検証し思考のバランスを取っていくのです。

泣き言セラピーも、本人の頭に浮かんだネガティブな事象を書き出し、周りと共有することでバランスよく捉え直していくという流れをとっています。これは「認知行動療法」と同様のアプローチ方法です。

例えば仕事で失敗し、「どうせ自分は」と自信を失ったり落ち込んでしまったりして辛い、という状況にあったとしたら。

このようなとき、「自分がダメなせいだ」などとうまくいかない背景だけを考えて悪循環に陥ってしまう人がいます。

しかしミスや失敗をしても、「なぜ失敗をしてしまったのか」と事実を検証し、「次はこうしよう」と対策を練ることで、次の機会を確実に成功に導けるように思考することができます。また、ミスや失敗をリカバリーするために得意分野を伸ばそうと考えれば、ピンチをチャンスに変えることもできます。

「営業目標が達成できない」「チームの成績が悪い」といった場合も、達成できない理由だけを考えるのではなく、どうすれば成績を伸ばせるのか、売上を達成できるのか……それらを意識して考えるようにします。

そうすることで周囲ともコミュニケーションが取りやすくなり、成績も改善されるでしょう。結果、社内評価につながるなどいくつものメリットを実感できるはずです。

このように**ネガティブな泣き言を捉え直す**ことで、前向きな気持ちを作っていけます。

多くの人に涙活を広げたい

涙活はできてまだ一〇年足らずの比較的新しい取り組みです。耳馴染みの薄い人も多いでしょう。

テレビなどで涙活の様子が紹介されると、

「わざと涙を流すなんて不自然だ」

「怪しい。なんだか気持ち悪い」

といった声も聞こえてきます。

確かに医学的・心理学的根拠に基づいた説明もなく突然、何人もの人が集まって一緒に泣いている映像を観たら普通はびっくりしてしまいますよね。

そのため私は日頃から意識的に、医学的・心理学的な根拠について伝えるようにしています。

医学的な根拠や私自身のスクールカウンセラーとしての経験、そして心理学の知識をもとに築き上げてきた涙活の手法に、私は確固とした自信を持っています。多くの人に安心して涙活に取り組んでほしいと思っているのです。

本当はみんな泣きたがっている

ますます増えるストレス

この二～三年で特に強く感じているのは、産業構造が劇的に変わってきているということ。そのことによって会社での仕事のやり方から組織のあり方、ライフスタイルまでもが影響を受け、多くの人がその対応に追われています。

ストレスを抱える人がますます増えてきている印象です。

涙活セミナーにも「最近疲れているから泣いてスッキリしたい」という人から、「会社に行くのが嫌だ」「生きているのが辛い」といった深刻な思いを抱えている人まで、あらゆるレベルのストレスを背負った人たちがやって来ます。

ストレスは万病のもとです。

少なくない病気が、ストレスが一因となって出現します。より健やかで豊かな生活のためには、病気の根本的な原因ともなりうるストレスの解消が必要不可欠でしょう。

もちろん睡眠や散策などでストレス解消を図ってもかまいませんが、もっとも手軽に取り組めるものとして、私はやはり涙活を強くおすすめします。

人はみな、泣きたがっているはずです。

「泣いてはいけない」という呪縛からの解放

本来、人間の身体は受けたストレスを内に抱え込まず外に解放するようにできているのだろうと思うのです。そのための効果的な方法が涙を流すこと。けれども、ストレスを抱えながら我慢している人が多いですね。

要因の一つが「**泣いてはいけない**」という内外からの圧力です。

私たちは幼い頃から、親や周りの大人たちに「泣いてはいけない」と言われて育ちました。男性の場合は「男の子なのだから泣くな」と特に強く言われた人もいるでしょう。

セミナーなどでもみなさん口を揃えて
「泣くのはいけないことだと思っていた」

「泣くと大人に怒られた」

「人前で泣くなと言われて育った」

などと言います。

自分の中にも無意識のうちに「人前で泣いてはいけない」という思い込みがあり、なかなか泣きづらい状態に陥っているのです。


いままで出会った中でも、最後いつ泣いたのかが思い出せない、一〇年あるいは二〇年ずっと泣いていないという人が少なくありませんでした。

話を聞くと、泣くことは良くないことという思い込みにとらわれている人が多くいました。そういう人ほど思い込みをはずして思いっきり泣いてほしいです。実は**身体が泣きたがっています**。

少なくとも一か月から一週間に一度、できれば毎日、ストレスの溜まった夕方以降に涙を流す。そしてリラックスした状態で睡眠に入り、良質な睡眠で疲れも癒す——このようなステップを日常生活の中に取り入れてほしいのです。

若年層が抱えるストレスや自死が大きな社会問題となっていますが、これももしかすると涙活がいくらか役に立てる場合があるかもしれません。

悩みを背負い苦しんでいる人たちが、涙を流すことで溜まっている感情をまずは表に出す。弱みを誰かに見せる。その過程で他者との関係性が築かれていく。このような流れが、抱えている苦しみを手放す一つのきっかけになればと思うのです。

私の過去のストレスと同僚の死――私も涙で救われた

涙活の原点

一人でも多くの人のストレス解消を手助けしたい――この思いは、私の過去と無縁ではありません。

私が涙活を広めていく上での原点ともいえる出来事が大きく二つあります。

高校の教員として働き始める前の二十代の頃、高齢者福祉施設で働いていたことがあります。

私はそこでさまざまな事務作業と、利用者の方々をバスで遊園地や観光施設などに連れて行くプログラムの企画を担当していました。

帰宅が夜十二時近くになるのも珍しいことではなく、夜勤も頻繁にあるなど不規則で労働時間の長い職場でした。

職員が少ないため一人当たりの業務量も多くならざるを得ません。加えて利用者さんから寄せられる相談事や施設への苦情の対応などもあり、精神的な負担が大きくストレスの溜まる毎日をすごしていました。

いま思えば、だいぶ疲れ果ててノイローゼ気味になっていたのだろうと思います。しかし当時はそれが普通で、働くとはそういうことだと考えていました。疲れていても弱音を言ってはいけないのだと自分に言い聞かせていたのです。よく耐えていたなと思います。

一本の映画

そんなある日、大学時代の友人に誘われて三人で映画を観に行きました。観たのは豪華客船沈没の悲劇を描き、空前の大ヒットとなった『タイタニック』という作品です。

公開からだいぶ日が経っていましたが、とても話題になっているからぜひ観に行きたいという友人の誘いに乗りました。平日の夜、いつもより少し早めに仕事を終えて、地元の小さな映画館に出かけて行ったのです。

私はもともと、あまりよく泣くタイプではありません。

当時も最後に泣いたのがいつだったか思い出せないくらいでしたから、映画を観て自分が泣くとは思っていませんでした。

ところが、その映画を観ながら大号泣したのです。

客船の舳先でケイト・ウィンスレットが腕を広げ、それをレオナルド・ディカプリオが後ろから支えるシーン、船が沈没して海に飛び込むシーン……とてもベタですが、一つひとつが胸にグッときました。

泣いたあとはとてもスッキリしました。

それまで毎日夜遅くまで働いて、緊張の糸が張りつめているような状態でした。それが泣くことで一気に緩んだのです。リラックスして、とても癒されました。

それ以来、映画をよく観るようになりました。

映画といってもＤＶＤを借りてきて自宅で観るわけですが、ときどき観ては泣いてスッキリしていたのを覚えています。

泣いてスッキリしてストレスを解消するという、私が思い出せる限りでの初めての経験でした。**私も涙で救われたの**です。

「疲れた」が口癖の同僚が……

勤務していた高齢者福祉施設には、私と同い年の同僚が一人働いていました。

彼は介護に直接携わるパートタイムスタッフのとりまとめが担当で、労務管理や教育などを任されていました。

「疲れた」

これが彼の口癖でした。

七〜八人のスタッフを抱えてシフト管理を行い、利用者さんから苦情が寄せられればそれに対応したり、スタッフの言い分を聞いたり、そして両者の間で板挟みになったりと、はたから見ていても大変そうだなと感じられる仕事ぶりでした。

同年代の職員は私くらいしかいませんでしたから、顔を合わせればよく話をしました。他の人に言えないことも、私に対してはよく話してくれていたように思います。話といっても、どちらかというと彼の愚痴を聞くことが多かったような印象です。そこで二言目《ふたこと》に出てくるのが「疲れた」という言葉だったのです。

あるとき、利用者さんたちを連れて遠出することがありました。私の担当していたプログラム企画です。その日もバスで観光施設に向かいました。

同僚の彼も付き添いとして同行することになり、私たちはバスの座席に並んで座ったのです。いつもと同じように仕事の話をしました。

ですが彼の顔は真っ白の無表情で、感情が表に出ていないような状態でした。そしてやはり「疲れた」という言葉を発していたのです。

いま思えば、それが何かのＳＯＳだったのでしょうか。しばらくしてある日突然、職場に来なくなってしまいました。

その数週間後に彼が亡くなったことを知らされました。自ら命を絶ったそうです。私たちは当時二十六歳でした。

それから一年ほどは、

「ひょっとすると、自分が彼のようになっていたかもしれない」

と考えることがよくありました。

一人でも多くの人に涙を流してほしい

涙活を始めて二～三年が経つと、企業に呼ばれてセミナーをすることが増えていきました。

そこで、大きなストレスを抱えて苦しんでいる会社員を数多く目《ま》の当たりにしました。

私を講師として呼んでくれた企業の担当者から、ストレス過剰で亡くなった方もいるという話を聞くこともありました。

そのとき思い出したのが、同僚だった彼のことでした。

ああ、あのとき彼と一緒に映画を観に行っていたら、映画を観て一緒に泣こうと誘っていたら、もしかしたら彼は亡くならなかったのではないか――そんな思いに駆られたのです。

生きていれば誰でも当然、大なり小なり何らかのストレスを抱えるでしょう。

そのストレスを、涙を流すことで少しでも解消することができたら。もしかすると最悪の結果は避けられるかもしれません。

これが私の涙活の原点です。

ですので、**一人でも多くの人に涙を流してほしい**。

特に、私と同世代である四十代の男性――「男は泣くな」と言われて育ってきた世代が、ちょうど中間管理職となってとても苦しんでいる姿をよく目にします。重要なポジションに就きつつ、上司からも部下からも圧力を受けてストレスを溜めています。私の同級生も会うたびに苦しそうな顔をしているのです。

四十代の男性でなくとも、「泣くのは良くないことだ」という常識に縛られている人がたくさんいます。

彼ら彼女らをそこから解放し、苦痛を取り除きたいのです。

「泣くのは良いこと」

「泣くのは人間にとって必要なこと」

このメッセージを伝えていくのが私のミッションです。

そのためにこの活動を続けてきました。そして今後も続けていくつもりです。

【涙活】Q＆A①

Q：どうやったら泣けますか？

A：まずは「泣きのツボ」を見つけてください。

自分がどのようなメディアのどのようなジャンルで一番泣きやすいのか。涙が流れやすいポイント＝泣きのツボを探し出すことが第一です。

ツボが見つかったら、それに合わせて動画なり、小説なり、歌なり……を鑑賞しましょう。

自宅で泣く場合は、照明や香りなどでリラックスできる環境を整えるとなおいいです。

「泣いてはいけない」という思い込みを消すために、涙を流すことは健康に良いのだという認識をしっかりと持つということも重要です。

Q：どれくらいの量の涙を流せばいいですか？

A：一粒流すだけでもストレス解消に繋がります。

ストレス解消には涙の量は関係ありません。涙が少しでも流れたら、それは副交感神経にスイッチされた証拠です。一度にたくさんの量の涙を流す必要はないので、あまり気負わない方がいいでしょう。涙の量が重要なのではなく、スイッチを切り替えることが大事です。

Q：どれくらいの時間泣けばいいですか？

A：ほんの二～三分でも十分にストレス解消効果があります。

ドイツ眼科学会によると、一回に泣く時間を男女それぞれ調べたところ、平均的な男性では二～四分であるのに対し、女性は約六分であるという結果が出ています。「ほんの二～三分でも」という言い方をしているのは、この調べをもとにしています。

Q：現実の悲しい出来事で泣いても同じように効果がありますか？

A：まったく泣かないよりはマシですが、あまりおすすめしません。

悲しくて泣く場合、どうしても悲しい出来事を想起してしまいます。それでは涙を流している間ずっと苦しい思いをすることになるため、あまりおすすめしていません。

基本的には**感動することで涙を流す**方を推奨しています。

ただ、悲しいときに流すのも感動したときに流すのと同じ「**情動の涙**」です。ストレス解消の効果はありますので、決して流してはいけないというものではありません。

泣いているときは苦しいですが、涙を流すことによって自律神経が副交感神経優位の状態に切り替わり、泣き終わったあとはスッキリします。

ですので「泣かないよりはマシ」という言い方をしています。

第二章
涙活でこんなに変わる
——涙のチカラとは？

涙活のさまざまな効果

たくさんの人に涙活に取り組んでもらう中で、またさまざまな実験結果によって、涙活には数多くの効果があることが分かっています。

ストレス解消効果

一つはもちろんストレス解消効果。

例えば、脳科学者で東邦大学医学部名誉教授の有田秀穂先生が行った実験に次のようなものがあります。

被験者にストレスのかかる作業——複雑に絡まった毛糸を解いたり、箸を使って豆粒を皿から別の皿へ移したり——を体験してもらいます。そして被験者を二つのグループに分け、一つは玉ねぎの刺激で涙（反射の涙）を流し、もう一つのグループは映画を観ながら涙（情動の涙）を流します。

その前後でそれぞれ唾液を採取し、ストレスホルモン物質「コルチゾール」の量を調べるというものです。

コルチゾールはストレスを受けると分泌が増えるといわれています。

実験の結果、情動の涙を流したグループの方がコルチゾールの数値が減少したというのです。

有田先生によると、この上昇を抑制する効果は一週間程度続くといいます。

「**一週間に一度、一粒の涙でストレスフリーな生活を目指しましょう**」と呼びかけているのはこのためです。

実際に、涙活セミナーに参加した人からも「ストレスが溜まりにくくなった」という感想が多く寄せられています。

免疫力もアップする

もう一つは免疫力アップ。

これは私自身の実感として得られたものでもあります。涙活を始めてから風邪をひかなくなったのです。

私自身も現在、一週間に一度くらいの頻度で涙活を行っています。

新たな「泣ける素材」探しのため日常的にさまざまなコンテンツに触れていますから、結果的にそのくらいの頻度で泣いているわけですが、風邪にもその他の病気にも一切かかることなく健康にすごせています。

幼い頃からどちらかというと虚弱体質で、涙活を始める前は一年に一度必ず風邪をひいていたほどでした。それが涙活を始めてからの八年はピンピンとしています。

もちろん、たまたま体調が良かっただけかもしれません。涙活との因果関係をはっきりと証明できるわけではありません。

けれども、食生活や運動習慣などに一切変化がない中で、突然体調だけ良くなったのです。

私は、涙を流す習慣でストレスが解消されたおかげだろうと思っています。

美容やダイエット効果も？

涙活にはさらに美容やダイエットの効果も期待できます。

ストレスが溜まると身体が疲れるだけでなく、老化の一因でもある活性酸素が過剰に産生されます。それによってシワやシミ、吹き出物などが出やすくなるといいます。

涙を流すことを習慣化すれば、身体がストレスから解放されリラックス状態が保たれます。**活性酸素の過剰な産生も抑えられる**のです。

加えて自律神経のバランスも整うため**血行も良く**なり、**質の良い睡眠**につながります。

美肌作りには質の良い睡眠が不可欠です。寝ている間に脂肪の代謝が促され、成長ホルモンの分泌が盛んになることで肌のトラブルも抑えられます。

間接的ではありますが、このようにストレス解消を図ることで美容への嬉しい効果が期待できるのです。

ダイエットも同様で、ストレス解消による体重減少効果があるとされています。とある実験では、被験者五人に対し、一週間に一回ずつ涙を流すということを半年間続けました。涙を流して行うダイエットの実験です。すると、半年後には平均で五～六キロの減少効果が見られたといいます。

さほど劇的な変化ではありません。それでも、涙活によってストレスによる過食が抑えられるということが分かったのです。

涙で健康経営——チームビルディング効果

涙活によって得られるのは、心身の変化だけではありません。

組織のチームワークを高めるツールとしても、涙活は大きな注目を集めています。チームのメンバー同士、一緒に涙を流し互いの泣き顔を見せ合うことによって、素直な気持ちで向き合えるようになるのです。

これは、当初想定していなかったものの、涙活を進めていく中で副次的効果として分かってきました。

例えば、普段部下に対して厳しい態度しか見せない上司が映像を観て感動の涙を流したとき。それを目にした部下は「あぁ、上司も同じ人間なのか」「このような映像で心を打たれて涙を流すのだな」などと、上司に対して親しみを感じるようになります。

「鬼の目にも涙」ではないですが、怖い上司にも案外優しい部分があるのだということを知る。普段の厳しい態度も、もしかすると愛情や優しさの裏返しなのではないか……と見え方が変わる。

いままでずっと一緒に働いていた上司だけれども、**涙の場を共有したことをきっかけに接するときの気持ちや態度が変化していく**——それが結果として、組織のチームワークや生産性の向上、さらには業績アップにつながるわけです。

大人が普通の生活の中で、しかも職場で涙を流すということは滅多にありません。普段の会社生活の中では見られなかったその人の新たな側面を、涙は見せてくれます。

例えばこんなエピソードがあります。

企業向けの涙活セミナーで、飼っていたチワワが死んでしまったという作文を涙ながらに発表した人がいました。

実をいうとその人は、周りの部下たちにとって「怖い上司」だったのです。そして偶然にも部下の一人は、ちょうど前の年に飼っていた犬が死んでしまったところでした。

上司の作文を聞きながらもらい泣きしたというその部下。セミナー終了後の帰り道に自分から声をかけ、初めて上司と二人で飲みに行くことになりました。

「怖い上司」の涙によっていままでの近づき難いイメージは嘘のように消え、打ち解けることができたといいます。

ありのままの自分を見せる

泣くというのは人間の感情の中で一番パワフルなもの。人の裸一貫の姿、ありのままを見ることができます。

そして、涙を流したあとは本音を出しやすい心理状況にもなります。

涙活は自分を見せ合う場、自己開示をし合う場です。それらを互いに共有することによってさまざまな変化が生まれます。

メンバー間の距離が縮まって話しかけやすくなったり、ギスギスした雰囲気がやわらいだり、互いに協力しやすくなったり、その結果職場環境が良くなったり……実際にそんな声がたくさん寄せられています。

普段表立っては言えない愚痴や不満（＝泣き言）を書き出す「**泣き言セラピー**」も、企業内研修での人気プログラムです。

匿名で紙に書いてもらった泣き言を私が読み上げるというものですが、これによって部下や同僚など職場の誰かが内に秘めている泣き言を周囲が知ることになります。

上司の立場からは、職場のメンバーがどのようなストレスを抱えているのかに気づくきっかけにもなります。

書いた側からも、「周りの人たちに自分のストレスの中身を知ってもらってスッキリした」「みんな同じような泣き言を抱えているのだと知って気持ちが楽になった」などの感想をよく聞きます。

さらに、互いに分かり合うことでチーム力が向上した、職場の生産性が上がった……といった報告も寄せられているのです。

企業内研修でも涙活

このような理由もあって、実はいま企業内研修の依頼が一番増えています。

二〇一五年十二月から「**ストレスチェック制度**」がスタートし、従業員五〇人以上の事業所に年一回、職場でのストレス状況の把握などが義務付けられました。

制度ではストレス程度の高い人に対する医師の面接指導を必須としているほか、職場環境の改善を「努力義務」として課しています。

それに伴い、**ストレスのない働きやすい職場作り**という観点から涙活に注目が集まるようになったのです。

加えて二〇一七年からは、「従業員の健康管理を経営的な視点で考え、戦略的に取り組む法人」として特に優秀な企業を顕彰する制度（健康経営優良法人認定制度）がスタートしました。

現在は、大手旅行会社と協力しながら「チームビルディング」を目的とした涙活セミナーを全国各地の企業で開催しています。

※健康経営は、NPO法人健康経営研究会の登録商標です。
「健康経営」「健康経営優良法人認定制度」経済産業省
(https://www.meti.go.jp/policy/mono_info_service/healthcare/kenko_keiei.html)

涙で「自己肯定感」や「共感力」を高める

涙を流すことは、自分を見つめ直す行為でもあります。

人間は社会的な生き物です。コミュニティーの中でさまざまな社会的役割を担っています。

泣くことでこうしたプレッシャーから一旦解き放たれ、自身が普段背負っているもの、かぶっている仮面を客観視することができます。

自分がいまどのような状況にあって、どのような役割を背負って生きているのか。それを改めて知ることが前に進む力になるのです。

また、泣くことによってどこか自分を許すような気持ちにもなります。

なかなか涙を流せない人、泣けない人の中には、自分のことを許せずにいる人が少なからずいます。

他人も許せないし自分も許せない、許してはいけないという思い……それが自己肯定感の低下にもつながっています。

涙を流せば自己肯定感もアップし、生き方がポジティブなものになるのです。

例えば親子でも、子どもに対して「泣くな」と言う親は多いのではないでしょうか。

泣かないこと＝強いことという考えが根強くあると思います。

しかし、「泣くな」という言葉の中には「いい子であれ」「優等生であれ」といったメッセージも含まれてしまいます。それを押し付けられた子どもの側は泣くという表現を制限され、自己肯定感も下げることにつながってしまうのです。


とある中学校では、それまで誰ともなかなか話さず控えめだった男子生徒が、涙活をきっかけに翌日から別人のように明るくなったということがありました。

彼はもともと感情をあまり表に出さないタイプだったのですが、その日はクラスメートと一緒に動画を観ながら号泣したのです。

これまで抱えていたものが吹っ切れたのでしょうか。そこから堰を切ったようにたくさんしゃべるようになり、人との関わりにも積極的になったそうです。


同じ空間で一緒に涙を流し泣き顔を見せることで、それまで仮面で覆っていたものがあらわになります。彼もそれまでの自分のキャラクター像から抜け出し、素直に自分を出せるようになったのかもしれません。

今日泣いて明日笑おう

私はよく「今日泣いて明日笑おう」ということを伝えるようにしています。

泣いてはいけないという思い込みは、自分の感情を押さえつけ、結果的に自分の首を締めることになってしまいます。

泣くことでポジティブになれる、泣くことが明日を生きる活力になる――そんな思いをこの言葉に込めています。


さらには、誰かと一緒に泣くことで、相手との一体感や連帯感を持てるようにもなります。**共感力**が育《はぐく》まれるのです。

よくあるのは組織のチームワークが向上したという話。


ある学校では球技大会の三日前にクラス全員で涙活をしたところ、当日の大会でそのクラスが優勝したそうです。

担任の先生曰く、

「それまではそれぞれ気持ちがバラバラでクラスがまとまらずにいたのが、一緒に涙を流すことで一体感を持てるようになった」

とのことです。

涙と大会の優勝にどの程度の因果関係があるかは分かりませんが、やはり涙には人同士をつなげる力があるのかなと感じています。

いじめっ子といじめられっ子が仲良くなったという例もあります。

とある学校の教室で涙活をしたとき、それぞれの泣きのツボや感想などをシェアする「涙友タイム」でいじめっ子といじめられっ子が同じグループになったのです。すると、泣き顔を見せ合って話しているうちにそのまま仲良くなり、いじめもなくなりました。

もちろん涙活がすべてではありませんが、ともに泣くことで仲間意識が芽生え、関係性が改善された部分があると思っています。

教育現場でも広がる涙活

中学校や高校に呼ばれて涙活セミナーを行う機会が近ごろますます増えています。涙の教育的効果に注目が集まっているためですが、主な効果としては、表現力や発想力が磨かれるという点、感情を育む「情操教育」にプラスになるという点、「健康教育」の入り口になるという点――この三つが挙げられます。

表現力、発想力の向上、豊かな感情を育てる

表現力や発想力は、泣けるストーリーを文章で書く「**なみだ作文**」で鍛えられます。作文、特に「泣ける話」を書くというのは子どもたちにとって容易《たやす》いことではありません。人の心を動かすような文章づくりにチャレンジする中で、言葉の表現力やストーリーの流れを思い浮かべる力が身につくのです。

情操教育という点では、子どもたち同士で一緒に泣くことが、感情を育てる上で非常に効果的です。

すでに述べた通り、クラスの一体感や連帯感が醸成されるのはもちろんのこと、人間の強さ・弱さや家族の温かさなどをテーマとした感動的な映像を観ながら涙を流すことによって、豊かな感情が身につきます。

突然戦地から帰ってきた兵士と、家族との再会を描いた映像があります。今生《こんじょう》の別れも覚悟して任地に赴いた兵士たちが、帰国を果たし家族と再会する場面は、感動以外の何物でもありません。泣きながら夫を抱きしめる妻、父親を迎える子どもたちのしわくちゃの表情を目にすると、言葉が出なくなります。この映像は「生きるとは何か」「家族のつながりとは何か」を、観る者に強く問いかけます。子どもたちの感受性を刺激するのです。

また、仲間とともに涙を流すことで互いに自分の話もしやすくなります。

例えば普段は誰にも言えないような悩み、いままで周りに隠していたような事実でも、泣いてスッキリしたあとであれば不思議と素直に表現することができるのです。

話すことによって本人の気持ちも楽になりますし、周囲のクラスメートや先生にとっても「この子にはこういう側面があるのか」と知るきっかけになります。


人との接し方や自分自身の表現の仕方も、涙活を通して鍛えられます。このような取り組みは他の教科ではなかなかできません。

学校で泣けない、泣きにくいと感じている人は多いでしょう。

だからこそあえて「泣いてもいい場所」を作り、思いを共有する。そして互いのことを知り、より深い関係を築いていく……そのような効果が涙活には期待されています。

子どもたちのメンタルヘルス

最後に健康教育という側面での効果です。

近年特にメンタルヘルスケアへの注目が高まっていますが、学校教育の現場でもその動きは活発になってきています。

例えば、子どもたちが生涯を通じ心身ともに健康で安全な生活が送れるよう、学校で**セルフケア**や**セルフコントロール**の考え方を指導する健康教育。ここではストレスなどの課題を自ら解決するためのスキルも身につけます。

その一環として涙活を活用するケースが多いのです。

中高生はどうしても健康管理に無頓着となりがちです。その若さによる豊富な体力ゆえ、自身の健康課題について考える機会があまりありません。

涙活は「ストレスとは何か」を考えるきっかけとなると同時に、ストレスとの向き合い方、解消の方法も学ぶことができるのです。

【涙活】Q＆A②

Q：悔しくて泣いたり、怒って泣いたりするのは良くないですか？

A：どちらも情動の涙ですので、ストレス解消効果があります。

喜怒哀楽で涙を流していれば、一見、良くなさそうに見える悔し泣きや怒り泣きでも、ストレス解消になっています。ただしあまり推奨はしません。泣くに際し、負の感情を想起し、ちょっと胸が苦しくなるからです。しかし、そのような感情でも涙を流せば楽になっていきます。副交感神経に切り替わるからです。

Q：嬉しいときにも涙が出るのはなぜですか？「嬉し涙」にも効果はありますか？

A：人が嬉しいと感じるとき、脳の内側前頭前野が活発化し、涙腺に涙を分泌せよと脳から指令が出るからです。「嬉し涙」も情動の涙なのでストレス解消効果があります。

どんな感情の涙でも、ストレス解消になりますが、「嬉し涙」は涙活では一番おすすめする涙です。例えば試験に合格して流す涙やスポーツで勝利して流す涙がこの種の涙でしょう。一番気持ち良く泣ける涙ですね。

Q：人前で泣く恥ずかしさをなくすにはどうすればいいですか？

A：まず、泣くことは人間の自然な営みだということ、身体が求めていることだということをしっかり認識してください。

泣くことを恥ずかしく思う必要はありません。むしろ積極的に人前で泣いて、誘い涙、もらい涙で、周りの人を泣かせましょう。そうすることで、その場にいる人たちみんなをスッキリとした晴れやかな気持ちにさせることができます。

Q：涙が口に入るとしょっぱく感じるのはなぜですか?

A：涙の九八%は水分で、その中にはナトリウムなどの電解質が溶け込んでいます。食塩は塩化ナトリウムともいいますが、このナトリウムの影響により、涙の味はしょっぱく感じられるのです。

ただその味は常に同じではなく、実は涙を流す理由によって微妙に変わります。例えば、悲しいときや嬉しいときは、薄く水っぽい味になり、悔しいときや怒っているときはしょっぱい味になります。その理由は、涙を作る涙腺にあります。涙腺は、三叉神経、交感神経、副交感神経の三つの支配を受けており、その働きの変化によってナトリウムの量が変化するためです。

第三章

「一人涙活」のススメ！

——今日から自宅で始めよう

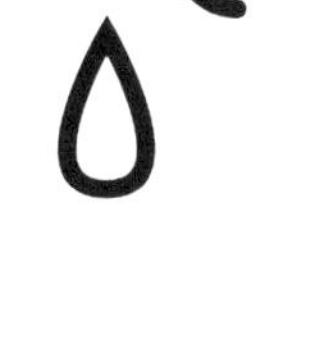

涙活は普段セミナーなどでみなさんに体験してもらうのですが、セミナー参加後は涙によるストレス解消を習慣化するため、自宅などで気軽に行う「一人涙活」をおすすめしています。

この章では、一人で行う際の涙活のポイントを紹介します。

「泣いてはだめ」という思い込みを捨てよう

最近泣いたのはいつですか？

「あなたが最後に泣いたのは、いつですか？」

涙活セミナーの冒頭でこのように問いかけると、さまざまな回答が返ってきます。

ちょうど昨日泣いたところだという人、三日前に泣いたという人、一か月前、半年前、一年前……。

順番に聞いていくと、中には「二〇年以上泣いていない」と答える人もいます。

人はどうしても、泣くことを「弱いこと」と捉えてしまうようです。

確かに泣いている間は表情も歪みますし、強くて凛々しいイメージとは対極的です。生きていく上で人として自立していなければならない、強くなければならないという思いから、多くの人が、

「泣いてはいけない」

と自分に言い聞かせています。

そのためセミナーなどでは、冒頭でまず「**泣くことは悪いことじゃない**」「**泣いても恥ずかしいことはない**」というメッセージを強調して伝えるようにしています。

医学的な根拠についてお話しするのもそのためです。

もっと気軽に涙を流そう！

セミナーで私は、気持ちの上では、「この場で泣けない人の方が恥ずかしい」という雰囲気を作るぞ、というくらいの姿勢で取り組んでいます。

ときには参加者から、「涙が出すぎて困っている」「涙の止め方を教えてほしい」と聞かれることもあります。

私の答えは「そのまま涙を流せばいい」。

無理に止める必要はありません。

むしろ、泣かないことを美徳とする雰囲気、泣いてはいけないという強い思い込みによって、多くの人の心が縛られ苦しめられていることの方が心配です。

そのような人たちに「あなただって泣いてもいいのだ」「泣いた方がいいのだ」ということを伝え、苦難から脱してほしいと思い、この活動を続けています。

多くの人に、もっと気軽に涙を流してほしい――それが私の心からの願いなのです。

「泣きのツボ」は十人十色

同じ映像を観ているのに自分だけが泣けない。あるいは、自分が泣けると思ったコンテンツなのに周りの反応はいまひとつ――そんな経験はありませんか?
実をいうと**「泣きのツボ」はそれぞれ異なります。**

人は何かの映像や言葉に触れて涙を流すとき、そこに自分の人生経験を投影させています。

自分がこれまでの人生で積み重ねてきたものと何か通じる部分があるからこそ、心が揺さぶられるのです。

歩んできた人生が違うように、涙するポイントも同じではありません。

他の人はこういうところで泣くのかと理解できるところもあれば、なぜこのようなところで涙が出るのだろうと不思議に思うこともあるでしょう。

例えばある音楽教室のコマーシャルで、父親が娘の結婚式でピアノを弾くという内容のものがあります。

亡くなった娘の母親、つまり父親にとっての妻が好きだった「カノン」という曲を、燕尾服に身を包んだ父親が慣れない手つきで一生懸命に弾く。この日のために音楽教室に通い、少しずつ練習してきた風景が挿入される。父親が心を込めて演奏する様子を見てウェディングドレス姿の娘が泣く、という映像です。

わずか三分ほどの映像ですが、多くの人がこれを観て涙を流します。

けれども、涙を流すタイミングはみな同じではありません。

娘の涙を見て泣く人もいれば、父親の必死の頑張りに泣く人もいます。中には「カノン」の冒頭のメロディを聴いただけで、ストーリーと関係なく泣いてしまう人もいます。

泣きのツボは人それぞれなのです。

ですので、涙活を始めるにはまず泣きのツボ探しから始めなくてはなりません。

涙活のスタートは「泣きのツボ」探しから

泣けるコンテンツを見つけるためには、自分がどのような媒体のどのようなジャンルであれば泣けるのか、自身でよく把握しておく必要があります。

いまはインターネットの動画投稿サイトなどで、あらゆるジャンルの映像を無料で観ることができます。「泣ける」「動画」とキーワードを入れて検索するだけでたくさんの動画が出てきますから、まずは一通り観ていきましょう。

長さは二～三分、あるいは五～六分のものをおすすめします。

時間があれば、映画でもかまいません。巻末に、泣ける映画や本、音楽のリストを挙げておきましたので、ご自身の「泣きツボ」探しの参考にしてみてください。

自分の泣きのツボが分かったら、あとはそれに関連した映像を探して鑑賞します。

父親との関係を描いたものが泣きやすいという人であれば、「お父さん」「泣ける動画」などのキーワードで検索するのです。

涙活セミナーでもさまざまなジャンルの映像を流しています。

例えば家族、恋愛、動物、アスリート、友情、師弟、あるいは大自然の風景など、実に多岐にわたります。

またひとくちに家族といっても、その中でさらに、父親と子ども、母親と子ども、祖父母と孫など、細かく分けられます。

多彩なテーマの映像を用意し、七〜八本を三〇分程度で立て続けに観てもらうのです。そうすることで、どのジャンルに泣きのツボがある人でも涙を流してもらえますし、自身の泣きのツボを発見することにもつながります。

ちなみに私は、おばあちゃんをテーマにした映像で一番よく涙が出ます。おばあちゃんが出てくるだけで泣いてしまうのです。それは自分が幼い頃からおばあちゃん子だったという自身の体験がもとになっています。

また私は猫を飼っていた経験から、猫をテーマにした映像も泣きのツボに合致します。猫が主人公のストーリーだけでなく、ちょっとした短い場面でも、猫の仕草に心を動かされ、号泣してしまいます。

泣きのツボの違いはジャンルに限られません。媒体の形式によっても泣きやすさが変わってきます。

映像、絵本、手紙、音楽ｅｔｃ．さまざまな泣きツボ

映像よりも他のメディア——例えば絵本の方が泣きやすい、音楽鑑賞の方が泣きやすい、あるいは手紙などの文章の方が泣きやすいという場合があります。

各地で開催するセミナーでは、特に参加者の年齢層が高い場合、映像よりも物語の朗読や絵本の読み聞かせの方が泣きやすいという人が多いようです。

映像の場合、画面の切り替わりや展開が早すぎて、ペースが合わないという点が一つの理由として考えられます。朗読であればライブなのでより臨場感が増して、そういう部分でも映像より泣きやすいのかもしれません。

そのほかにも、歌の上手な人に来てもらって生の歌声を聴いたり、楽器の生演奏を味わったりと、さまざまなコンテンツを試しています。音楽の場合は視覚情報に乏しいため、それだけ想像が膨らんで泣きやすいという人もいるようです。

ピアノ演奏を生で披露してもらったこともありましたが、軽やかな美しい音色に涙を流す人が少なくありませんでした。

このようにセミナーでは、参加対象によってコンテンツの種類や配分を少しずつ変化させるなどの工夫もしています。

また文章を読んで泣いたものとしては、とある女性が夫に送った手紙の例があります。涙活セミナーに参加した女性からある日、

「ストレスが溜まっている夫に泣いてもらうにはどうすればいいのか」

という相談をメールでもらいました。

女性の夫は典型的な「涙を流すなんてみっともない」という考えの持ち主。話を聞くと、結婚後すぐ転職をして、毎晩日付が変わった頃に疲れた表情で帰って来るようになったそうです。休みの日も口数は少なく、ここ一週間は感情をどこかに置いてきてしまったのかと思うほど、無表情であることが増えたといいます。

いよいよ女性の心配もピークになってしまい、私にSOSのメールを送ってくれたのでした。

そのとき私が助言したのは、感謝の手紙を書いてそっと渡してほしいということ。話によると、夫の帰宅の遅い日は食事を作ってテーブルに置いておくそうなので、そこに手紙を置いておくということを提案しました。

女性が「手紙作戦」を実行したところ、その翌朝に夫から

「手紙をありがとう。泣けたよ」

と、笑顔で言われたそうです。

その後表情が柔らかくなり、一緒に映画を観ても泣かなかった夫が泣くようになった——そのような後日談をもらいました。

泣きツボ探しに効果のある「なみだ作文」

このように泣きツボ探しにはさまざまなアプローチの仕方がありますが、中でも特に効果的な方法としておすすめしているのが、「なみだ作文」です。

なみだ作文とはすでに述べた通り、短い時間で簡単に「泣ける」作文を書くというものです。

人は「泣ける」文章を書こうとするとき、実は無意識に自分の泣きのツボを参照しています。**作文にはその人の泣きのツボが表れてくるのです。**

そのため作文を書くことは自分を見つめ直し、自分が一番泣けるポイントを知るきっかけにもなります。

とある男性は三〇年近く泣いておらず、なんとかして泣けるようになりたいと相談にやって来ました。あまりにも涙を流さないので周囲の人たちからからかわれるほどだったといいます。

まずは試しにあらゆるジャンルの映像を観てもらったのですが、やはりどの映像でも泣けません。

いろいろと試行錯誤した末、最後は「泣ける話を書いてください」と作文に挑戦してもらいました。

すると、男性は自分の父親についての作文を書き出したのです。

詳しく話を聞いてみると、幼い頃から厳しく躾《しつ》けられ、父親との対立が絶えなかったといいます。さらに、父親を越えなければいけないというプレッシャーも大きかったようです。父親への思いが強い人だったのです。

どうやら泣きのツボは父親にあるらしいということが分かり、こんどは父親をテーマにした映画を観てもらいました。

結果は号泣。その後は堰を切ったように、他のジャンルの映像でも泣けるようになりました。

通常のセミナーのワークでは、書き上がった作文を読み上げて周囲の人と共有するのですが、書いている最中から泣き出す人がいます。発表の途中で涙が止まらずそのまま泣き崩れてしまった人もいるほどです。

それほど、なみだ作文は泣きのツボにピッタリと合うのです。

そして**一度書いて泣いた作文は、あとで読み返しても何度でも泣けます。**

話の展開が読めるので飽きてしまって泣けないのでは……と思う人もいるでしょう。

ところが不思議なことに、二回目以降の方がむしろ泣きやすい、早く泣けるともいわれています。

涙のトリガー

脳科学者の有田先生も指摘されていますが、映像でも作文でも、過去に同じストーリーに触れて涙を流した経験がもととなって、より早くその場面のその状況に共感しやすくなります。「涙のトリガー（引き金）を引きやすい状態」になるというのです。

なみだ作文に限らずいえることですが、**泣きのツボは増えることはあっても、減ったり変わったりすることは基本的にありません**。

同じところで同じように涙が出ます。昔泣いたものは、歳をとってからでも泣けるのです。

これは、泣きのツボがその人の過去の経験に大きな影響を受けているためです。

歳をとるほど涙もろくなるとよくいわれますが、これも長く生きていく中でたくさんのものごとを経験し、泣きのツボが増えていくことが一因と考えられます。

それもあってか、なみだ作文のワークで年配の人たちが号泣する場面によく立ち合います。

歳を重ねた分、たくさんの経験を積み重ねてきていますので、心に響く作文を書く人がとても多いです。それを共有しながら、互いに大粒の涙を流すのです。

私も、現場で思わず号泣してしまうことがあるのですが、いまでも忘れられないのが、あるおばあさんが、特攻隊員だった兄について作文を書いてくれたときのことです。

兄の戦死の知らせと遺書が妹であるおばあさんのもとに届き、「お前はたくましく生きろ」というメッセージを目にして、悔しさ、無念を感じる一方で、覚悟を持って生きていく決心をしたという話をしてくれました。

おばあさんの情感を持って話す姿に、私は泣いてしまいました。周りを見たら、全員が号泣していました。

人は死ぬまでの間に、数多くの感動の場面に出会います。

そのような場面に出会えば出会うほど、泣きのツボは増えていくでしょう。また、そのような場面があるからこそ豊かな人生だといえるのではないでしょうか。

つまり**充実した人生を生きるというのは、泣きのツボを増やしていくことです。**
私たちは日々を生きながら、泣きのツボ探しの旅をしているのかもしれません。

一人でできる「涙活」

ここからは自宅などで涙活を行う際の泣きやすい環境作りについて、ポイントをいくつか紹介します。

泣ける空間作り

まずは外的環境です。

部屋は薄暗くすること。**人間は薄暗い空間の方が泣きやすい心理状況になります。**

時間帯は、朝昼よりも夜の方がいいでしょう。

人の身体には朝起きるとともに活発になっていき、夜に向かって緩んでいくというバイオリズムがあります。身体の緩んだ夜の方が泣きやすい状態になっているのです。

また夜は一日の疲れが溜まっていて、ストレスを発散するのにちょうどいい時間帯でもあります。

週末の夜がオススメ

「週末号泣」などという言い方をしていますが、土日休みの人であれば平日よりも週末――金曜日や土日、あるいは祝日の夜にゆったりとした心身の状態で涙活に取り組むといいでしょう。毎週末に行うことで少なくとも一週間に一度は泣いてほしい、という意味もあります。

その他にもお香やアロマを焚く、入浴後に行うなど、リラックスしている状態で取り組むとより涙が出やすくなります。

気持ちを作る

そして内的環境。気持ちの面での環境作りです。

例えば近くにハンカチやティッシュを置いておく。目の前にそういったものがあるだけでも「泣いてもいいよ」という自分自身へのメッセージとなり、泣くことに対する心理的なハードルが下がります。

「いまから泣くぞ」という気持ちの切り替えにもなるのです。

些細なことですが、携帯などは電源を切るかサイレントモードにしておきましょう。音や情報を遮断し、集中力を維持します。泣くために集中する時間を意図的に持つことが重要です。


このようにして泣きやすい環境を整えたら、あとは自分の泣きのツボに合った映像を鑑賞します。

もちろんそれぞれのツボによって、本や手紙、音楽などを使ってもかまいません。涙は一粒でも流せばストレス解消の効果がありますし、時間は二～三分もあれば十分です。

コマーシャル映像は長くても一分半程度で終わるものが大半ですので、早ければ一分半で泣ける人もいるでしょう。そのような映像を日頃からストックしておくとスムーズに行えます。

スキマ時間で涙活

スキマ時間を使うのもおすすめです。

例えばスマートフォンに、自分の泣きのツボにピッタリ合う一分半程度の短い映像を入れておくのです。そして、職場での休憩時間、例えばトイレ休憩やたばこ休憩のときなどに一緒にスマートフォンを持って行き映像を観て涙を流します。

そうすることで、ちょっとした空き時間を活用してストレス解消につなげることができます。

一人で「泣き言セラピー」

ストレスのもととなっているものごとを泣き言として紙に書き出して周囲の人と共有する「泣き言セラピー」ですが、**一人で紙に書き出すだけでも効果があります。**

書き出すことは吐き出すことになり、それだけでも気分がスッキリするのです。

ストレスのもとは漠然としたものである場合が多いです。漠然としたものにどう対応していいか分からず、さらにストレスを感じてしまいます。

それを一度紙に書き出して明確にすることで、言語化され客観視することができるようになります。どのように乗り越えていけばいいのか考えられるようになるのです。

私の知り合いの中には、毎日そのような泣き言を書き出した紙を手帳に入れ、ストレス解消につなげているという人もいます。

セミナーなどのおわりにも、「ぜひ自宅でやってみてください」と伝えるようにしています。

一人で「なみだ作文」のコツ

自宅でもぜひ取り組んでほしいのが「なみだ作文」ですが、作文となると負担に感じる人がほとんどかもしれません。

なみだ作文には短い時間で簡単に書くためのコツがいくつかあります。

一つは、先に動画などを使って涙を流しておく、つまり**涙活をした直後に書く**ということです。

人は涙を流すと自然と本音を出しやすい心理状況になります。**泣いた直後であれば、作文も書きやすくなる**のです。

セミナーに「なみだ作文」のワークを取り入れるときも、まずは映像を流して一通り泣いてから書くようにしています。冒頭で突然「さあ作文を書きましょう」と言っても、おそらくほとんどの人が書けないはずです。

上手な作文でなくてかまわない

そしてもう一つのコツは、作文を書く際にクオリティの高いものを目指さないこと。

セミナーではいつもあえて七〜八分と短めに時間を区切っています。

「この時間内に書けるものを書いてください」

「このくらいの時間しか取れないので、クオリティの高いものが書けなくて当然です」

このように伝えてハードルを下げるようにしています。

するとやはりでき上がった文章は支離滅裂なものが多いです。改めて読み返してみると、ちょっと分かりにくいなという文章もあります。

それでかまいません。**まずは書く**ということが大事です。**文章の良し悪しよりも書いた人の思い、心の動きが涙を誘う**のです。

また、必ずしも実話でなくてはいけないということはありません。作り話でもかまいません。

そういう意味でも普段から「気楽な気持ちで書いてください」という言い方をしています。きちんとした作文を書こうとすると、なかなか書けなくなってしまうのです。

「しかし」と「ありがとう」を使って書く

とはいえ「自由に書いてください」「どんな内容でもいいので泣ける作文を書いてください」と言われると、一体何を書いたらいいのか分からないという人も多いでしょう。

ポイントは、**文章の真ん中あたりに「しかし」を入れること、そして最後に「ありがとう」と書く**ことです。

「しかし」という文言の前には、これまでに苦労して乗り越えてきた困難についてのエピソードを入れます。そして、途中自分を支えてくれた人やものごとに対する感謝の気持ちで締めくくるのです。こうすると泣ける話が簡単に書けるようになります。

具体的なテーマを設定してもいいでしょう。

例えば、学校で生徒の保護者を対象に行ったセミナーでは「子育て」を作文のテーマとしました。子育てにまつわる喜怒哀楽を題材にして書いてもらったのです。

先生であれば教員となるまでの苦難、会社員であれば入社までのストーリーなどをテーマとして、何かしらの苦労や困難について前半で描写してもらいます。

後半は、

「しかし」そのような苦労を経て子どもが成長した、

「しかし」このようにして学校の先生になれた、

「しかし」その結果、憧れの会社に入ることができた、

などとまとめ、心を動かす物語に仕上げていきます。

苦労した話は、そこを乗り越えるところで感動的な泣けるストーリーが生まれるため比較的書きやすいのです。

感謝の手紙を書いてみる

あるいは、「亡き○○への感謝の手紙」と題して書く方法もあります。

○○は誰でもかまいません。もちろん、すでに亡くなった人でも、存命の人を作文の中でだけ亡くなった想定で書いても大丈夫です。こうすることで、普段の日常生活ではなかなか伝えられない感謝の気持ちなどを表現することができます。それが心を震わせるストーリーとなるのです。

セミナーでは、すでに亡くなってしまったおばあちゃんへの手紙を書く人もいれば、元気に生きている両親に宛てて書く人もいます。

印象に残ったのは、ある学校の生徒がペットの金魚に宛てて書いた作文です。

「亡き○○へ」の○○には金魚の名前が入りました。

誰かに対する自分の気持ちを素直に書くことが照れくさかったのか、ペットの金魚と一緒にすごした思い出などを手紙にしたのです。これが思いのほか感動的でした。手紙が読み上げられるうちにクラス全体がしんみりとした空気に包まれました。

このように、なみだ作文は意外と手軽に書けて、大きな効果も期待できるためおすすめです。

泣けないのには理由《ワケ》がある

「どうやっても泣けないが、どうしたらいいか」

このような相談を受けることもよくあります。

セミナーに参加する人たちの中でも、最後いつ泣いたか覚えていない、一〇～二〇年は泣いていないという人が珍しくありません。

泣けない要因として考えられるものは主に四つあります。

一つ目は、**セミナーで使っている動画などのコンテンツがその人の泣きのツボに合わない場合**。

セミナーでは時間の制約上、どうしてもすべてのジャンルをおさえた題材を扱うことはできません。動物をテーマにしたもの一つとっても、犬や猫だけではなく、その他の動物が参加者の泣きのツボに当てはまるということもあります。

また、ＰＴＡ向けの涙活セミナーでは主に子どもや子育てを中心にした素材を使いますが、泣きのツボは人それぞれですから、全員がその素材で泣けるというわけではありません。

こういう場合は、泣きのツボが見つかるまでさまざまなジャンルのコンテンツに触れるしかありません。その中でも特に、すでに述べたようななみだ作文の活用をおすすめします。

二つ目は、そのコンテンツの**制作者側の意図を必要以上に読んでしまって泣けなくなるパターン**。

フィクションはいわば「作り物」ですから、どうしても少し引いた目で見てしまうわけです。かつて私も同じ理由でなかなか泣けませんでした。

この場合は、「製作者ではなく登場人物の側に感情移入してください」というアドバイスをしています。

三つ目は、特に複数の人たちで集まって一緒に涙を流そうとする場合、「**人前ではどうしても泣けない**」という人が一定数います。

セミナーなどでたくさんの人を集めて涙活をするのには、もらい泣きによってさらに泣きやすい雰囲気を作るという狙いがあります。隣の人が泣いているのを見て、「ああここで泣いてもいいのか」と安心して泣けるという側面があるのです。

しかしそれが逆効果となる場合もあります。

隣の人が泣いているのを見て冷めてしまう、気になって涙が出てこないケースなどです。そのような人には、自宅など一人になれる空間で「一人涙活」をしてくださいと伝えています。

そして四つ目は、**その人自身が抱えているものが大きすぎて泣けない**という場合です。家族の悩みや対人関係の悩み、人生のかかった悩み、あるいは無意識に抱えているものなど――それらが身体をこわばらせ、涙腺を硬くしている場合があります。誰しも常に悩みごとの一つや二つはあるものですが、それにがんじがらめになっている状況です。

「なぜ泣けないのか？」からの気づき

いずれにせよ、泣けない場合は「なぜ泣けないのか」を考えることが大切です。それが自分自身を見つめ直すことにもつながります。

涙活を進める上で泣くことはもちろん一つの重要な要素なのですが、何のために泣くかというとそれはやはり「ストレス解消」です。**泣くことが最終目的ではありません。**

泣けないからといって、まったくダメだというわけではないのです。

それよりも、**なぜ泣けないのか、自分を見つめる時間を意識して持つ**ようにしてください。

何か大きなものを抱えている、無意識の中で何かに囚《とら》われているなどといったことに気づくことがあるかもしれません。普段の生活では気づかずに放置していた部分です。

そこに思いを巡らせて、自分を苦しめている根源的な何かを見つめ直すきっかけにしてもらえればと思います。涙活の時間は、自分をじっくり内観する時間でもあるのです。

それが明日を生きる活力、新たな一歩になるはずです。

涙活は手段であり、最終ゴールはあくまでもストレス解消です。それを忘れずにいてください。

そして、誰かと一緒に泣いてみよう

涙活の効果がアップする

一人で行っても十分効果のある涙活ですが、できれば誰かと一緒に泣いてみることをおすすめします。

家族と泣くのもいいですし、友だちなどと映画館に行って泣くのもいいでしょう。最近ではWEB会議システムを活用し、互いに離れた場所にいながら同じ映像を観て泣くという取り組みも始まっています。

泣きやすくなる

誰かと一緒に泣くことで得られるメリットの一つは、泣きやすくなるというもの。「**もらい涙**」や「**誘い涙**」という言葉があるように、涙は伝播します。泣いている人を見ると涙が出てしまう、よけいに泣いてしまうという人は多いでしょう。

誰かが一緒にいる、同じコンテンツに触れて涙を流しているという安心感もまた、泣きやすさにつながります。

加えて、互いの感想を共有することが、新たな泣きツボを発見するきっかけにもなります。

泣きツボの幅が広がる

例えば友だちと一緒に映画を観に行った場合。

友だちが泣くシーンは自分の思いもよらなかった箇所かもしれません。どこで泣いたのか、なぜ泣いたのか……それらを振り返りながら、背景にある過去の出来事などについて話を聞いてもいいでしょう。

すると次に似たようなシーンに出会ったとき、自分も感情移入して泣けるようになるということがあります。

自分が知らなかった泣きツボが、人と話すことによって見つかる。**泣きのツボの幅が広がっていくのです。**

ただし「一緒に泣くことで泣きやすくなる」という効果には個人差があります。誰かが一緒にいるとかえって泣きづらいという人もいるでしょう。その場合は無理をせず、「一人涙活」を進めてください。

相手との関係が深まる

誰かと一緒に泣くことのもう一つのメリットは、相手との関係が深まるというもの。互いに理解が深まり、一体感が生まれるきっかけとなります。

例えば夫婦……特に最近気持ちのすれ違いが多くなってきた二人には、ぜひ一度一緒に映画を観に行ってくださいとアドバイスしています。二人で映画館に行って、同じ映画を観て泣いて、互いに泣き顔を見合って。そうしているうちにまた仲良くなったという話をよく聞きます。

同じものを観て泣くと絆が深まります。

涙を流している自分はありのままの姿です。それを見せるということは、自己開示にもなります。互いの新たな一面を理解するためのきっかけになるのです。

親子で一緒に泣くのもいいでしょう。

学校で開かれる涙活セミナーなどの場では、子どもたちとうまく向き合うことができないという悩みをよく聞きます。そのような場合も、親子で感動映画を観て泣いてくださいと呼びかけています。

中には「子どもの前で泣いてはいけない」と思い込んでいる人もいるようです。泣くことで弱さを見せることになるのではないか、それではダメなのではないかと考えてしまうのですね。

ですが、涙を流すことで親のありのままの姿を子どもに見せることができます。それが子どもにとっては話しやすさを生み出すきっかけにもなるでしょう。

子どもの側も、涙を流すことでいままで抑え込んでいたものを出す機会になるかもしれません。成長にもプラスになる可能性が高いのです。

大切な誰かと一緒に涙活。ぜひ試してみてください。

「泣き体質」に変わるために

なかなかうまく泣けない、もっとすぐに泣けるようになりたいという人は、日頃から「泣き体質」に変わるための取り組みを続けるようにしましょう。

泣きツボ探しのコツは「なみだ作文」

一つはやはり泣きのツボ探しです。

泣きのツボは涙活を始めるとき最初に行うものですが、ツボが一つ二つ見つかったあとも、引き続きさまざまなジャンルのコンテンツに触れ続けてください。ツボの多さが泣きやすさにもつながります。

ツボを探すには、やはりなみだ作文が一番近道で効果的です。

泣ける作文を書こうとすることで無意識に、

「最近いつ泣いたかな」

「どういうときに泣いたかな」

などと、過去の涙の場面を思い出すことになります。それぞれのライフイベントを探る作業になるのです。

主人公への感情移入

また、映像を観るときは主人公に感情移入することを意識します。

自分やそれに近い立場ではなくあくまでも主人公の立場から、視点を変えて共感しつつ観るようにするのです。

例えばある会社のコマーシャルで、学校に通う息子のために毎朝早起きしてお弁当を作る母親を描いた一分半の動画があります。


母親は外がまだ薄暗いうちから卵を焼き、鶏肉を揚げ、あるときは息子の大好物を、あるときは手の込んだおふくろの味を、またあるときはスタミナのつく料理を……と、息子の様子を陰で見守りながら、三年間お弁当を手作りするのです。

思春期を迎えて口数の少なくなった息子との唯一のコミュニケーションとして作り続けたお弁当はついに最後の日を迎え、息子からの「ありがとう」という手書きメッセージと、それを目にした母親の涙で映像は締めくくられます。

多くの人が涙なしには観ることのできない、感動の動画です。

ところが中高生に観てもらうと「泣けない」という生徒が必ずいます。

どうしても実生活でお弁当を作ってもらう自分の立場を投影させて、息子の側に感情移入してしまうためです。そのような場合は「お母さんの立場で観てください」と伝えてからもう一度観ます。

すると、泣き出す生徒が一気に増加するのです。

この動画は母親を主人公として、母親の視点で描かれています。そのため、母親の立場で観た方が感動して涙を流しやすいというわけです。

このように、制作者の意図を考えつつ**主人公に感情移入することを意識すると**、一段と泣きやすくなります。自分とは違う立場の人への共感力を向上させ、新たな視点を獲得することにもつながります。

そして無事に涙を流せたら、メモをとっておくといいでしょう。

どんな媒体で、どんなジャンルのもので、どんな場面で泣けたのかを記録します。

それが泣きのツボの発見にもつながりますし、次回以降の涙活の素材を選ぶ際の参考になります。

泣ける素材の見つけ方

「泣ける」で検索してみると……

「泣ける動画でおすすめはありませんか？」

このような質問をよく受けます。

困ってしまうのは、私の泣きのツボと質問してきた人の泣きのツボが同じとは限らないということです。

泣きのツボは人それぞれ。私が「泣ける動画」と思っておすすめしたものであっても、相手にとっては大して感動的ではなかった、泣けなかったということが起こり得ます。

そのためそれぞれ探してもらうのが一番なのですが、一つおすすめしているのはインターネット検索サイトで「**泣ける**」というキーワードを入力して探すという方法です。泣けるコマーシャル、泣ける映画、泣ける小説、泣ける音楽など……すぐにいろいろと出てきます。

やはり一般的に「泣ける」といわれているものの方が泣きやすいです。

「泣ける映画ランキング」「泣けるアプリ」etc.

「泣ける映画ランキング」などとリストアップされているものもありますので、手あたり次第試してみて自分の泣きのツボに合うものを探してください。

とはいえ、自分に合った動画をもっと手軽に見つけたいという人もいるでしょう。そのような要望に応えて実はスマートフォンアプリも作っています。

その名も「泣いてデトックス〜涙活ストレス解消!!〜」。

まだAndroid版しかないのですが、四つの質問に答えるとその人の泣きのツボに合った動画が出てきます。動画投稿サイトにリンクさせて一週間に一〇個ずつ、一三週で合計一三〇個のおすすめ動画が流れるようになっています。二〇二〇年七月九日、「泣

（七）く（九）」の日にリリースしました。

その他、涙活セミナーを開催する中で「この映画は比較的多くの人にとって泣きやすそうだな」と感じたものを巻末にリストアップしましたので載せておきます（一八四ページ〜）。

ご自身に合いそうなものを選んで活用してみてください。

【涙活】Q＆A③

Q：どのぐらいの頻度で泣けばいいですか？

A：泣けるのであれば毎日。難しければ少なくとも週に一回程度をおすすめしています。

泣けるのであれば毎日泣いてほしいというのが正直なところです。

身体が緩みリラックスしやすくなった夜、一日の疲れやストレスを涙活で発散すれば、翌朝スッキリした状態で一日をスタートさせることができます。

ただ、涙一粒でストレス解消の効果は一週間持続しますので、毎日泣くのが難しければ週に一回程度を目安にするといいでしょう。

Q：涙活はどの時間帯に行うのがいいですか？

A：夜、寝る前の涙活がおすすめです。

夜寝る前に涙を流すと、副交感神経優位の状態に切り替わるためリラックスして睡眠に入りやすくなります。特に普段からなかなか寝付けなくて悩んでいるという人は夜の涙活がおすすめです。

ただ、号泣した直後に寝ると目が腫れてしまって困る、という人もいるでしょう。その場合は温かいタオルと冷たいタオルを用意して、交互にポンポンと当てることで目が腫れにくくなります。

Q：複数で涙活を行う場合は誰と一緒に泣けばいいですか？

A：パートナーや家族など、これから関係性を良くしていきたい相手とぜひ一緒に泣いてください。

結婚している人、恋人がいる人であればそのパートナーと一緒に泣くことをおすすめします。ともに涙を流すことで互いへの理解が深まり、関係性も良くなります。

もちろん友だち同士でもいいでしょう。

ときおり、「夫は（妻は）涙が出ないタイプだがどうしたらいいか」という相談を受けることもあります。

そのようなときこそ夫婦で一緒に泣いてみてください。どちらか一方が泣き出すことでもらい泣きを誘発できるかもしれないからです。

自宅でパソコンを開いて観てもいいですし、映画館まで一緒に行ってもいいですよね。

泣いたあとは、どういうところで泣いたか、泣けなかったという部分を話し合って共有します。

するとその人の泣きのツボを通して、新たな一面に触れることができます。

もし相手との関係性に何かすれ違いがあるとしたら、それがどのようなところから生じているのかを知るきっかけにもなるかもしれません。

それが関係性を良くしていく一歩になると思うのです。

Q：どうやったら涙を止められますか？

A：涙の止め方は分かりません。止める必要もないと思っています。

「涙が出て困る」「止め方を教えてほしい」という質問を受けたときは「そのまま泣いていいと思いますよ」と答えています。

「涙が出て困る」と悩んでしまう背景には「泣いてはいけない」という強い思い込みがあります。

しかし実際は、絶対に泣いてはいけない場面というのはさほどありません。職場であっても、人前であっても、無理して泣きやもうとしなくて大丈夫です。涙が止まらなければずっと流しておけばいいのです。

Q：泣き習慣をつけるために、新しい泣きの素材を探す時間がとれません。毎回、異なる素材を使わなければいけないのですか？

A：毎回、新しい素材を用意する必要はありません。お気に入りの泣ける映

画や小説などが見つかったら、それを繰り返し見たり読んだりして号泣することで、十分にストレス解消効果があります。

むしろ、同じ素材を使うことで、泣きやすくなるという効果があります。というのは、事前にその泣ける箇所を知っているので、そこに近づいていくにつれて、涙のトリガー（引き金）がひきやすくなるからです。

第四章

もっと広がる涙活

——自分に合った涙活をしよう！

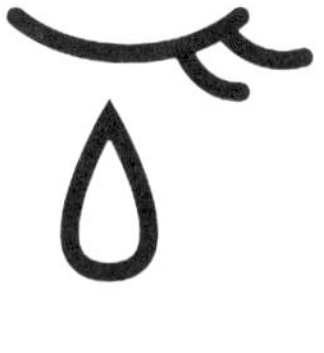

スタートは銀座での映画観賞会

涙活セミナーは当初、「一緒に涙を流してスッキリしよう」くらいの気持ちで始めました。

第一回を開催したのは、二〇一三年一月の水曜日の夜。

「涙活イベント」と題し、友人と一緒に銀座の眼鏡屋の建物内にあるフリースペースを借りて開催したのです。

新聞告知も出して、知人友人やその知り合い、そして面識のないスーツ姿のサラリーマンまで二〜三〇人ほどが集まりました。当時は二時間の映画を鑑賞したあとで感想を共有するくらいのごく簡単なものでした。

このイベントがなかなかの高評価で、その後も月に一〜二回程度開催することになったのです。

会社で、学校で、出張涙活の広がり

するとそのうち「自分の会社に来てやってくれないか」「学校でもやってくれないか」という要望を受けるようになり、出張涙活という形でのセミナーがスタートしたのです。テレビや新聞、雑誌の取材も頻繁に受けるようになり、「涙活」という言葉は一気に全国に広がりました。

現在はすでに述べた通り、有田秀穂先生の協力を得て二か月に一度程度、都内で涙活セミナーを開催しています。要望があれば「出張涙活」という形で学校や病院、企業なども訪問します。

※涙活セミナーの問い合わせ先：「なみだ先生」公式サイト（http://www.tearsteacher.com）

涙の専門家「感涙療法士」とは

二〇一四年には涙活を広めていくための担い手を育てようと、有田秀穂先生とともに「感涙療法士」という資格を作りました。

感涙療法士とは、涙活という手段を使って、人々の心の健康をサポートする人です。「感涙」は、「感激の涙」の略で、感激、すなわち、**情動の涙を流す場を作っていく人、**ともいえます。

そのための認定講座も始めました。

講座は、二か月に一回、東京の御徒町駅の近くのビルで開催しています。

私と有田先生が講師を務めています。講義のあとのテストに合格すれば資格認定です。

受講者は、北は北海道から、南は沖縄県からやって来ます。

医師や看護師などの医療従事者から会社経営者、心理カウンセラー、最近はヨガのインストラクターまで実に多種多様。新たなストレス解消法の一つとして取り入れたいという人が多いようです。

また、率直に「涙について学びたい」と、主婦や学生も講座を受けに来ます。九〇分の講義と一万五〇〇〇円の受講料で比較的手軽に取得できるということもあるのでしょうか、資格取得を趣味にしている人が受講しに来ることもあります。

これまでに認定講座の実施は四〇回を超え、およそ三〇〇人が資格を取得しました。

コースは、初級、中級、上級の三段階で、「泣く」にかけて、それぞれ「初泣《しょきゅう》コース」、「中泣《ちゅうきゅう》コース」、「号泣コース」といっています。

「初泣」は感涙療法士についてその理念を理解している人、

「中泣」は感涙療法士の実績が十分にある人、

「号泣」は感涙療法士として優れた実績を持ち、社会への貢献度が高いと認められた人、とそれぞれ階位に分かれています。

初泣コースでは、有田先生が涙の効用について実験データをもとに話し、私がセミナーでのワークショップの作り方等を、実際に受講生に体験してもらいながら話します。

中泣コースは、初泣コースを終了した人で、一度でも涙活セミナーを実施したことがある人が対象です。このコースでは、有田先生がさらなる涙についての知識を受講生に伝授します。私は受講生のセミナーのやり方についてアドバイスをします。

涙活セミナーを自ら実施する中で、受講生たちはセミナーを進行していく上での難しさを知ることになります。それらの「うまくいかなかった点」について、六〇〇回近いセミナーを実施してきた私が助言するという内容になります。

号泣コースは、免許皆伝コースでもあります。年間五〇回、涙活セミナーを実施した人に授与する階位で、認定講座の先生になってもらおうと考えていますが、いまのところまだ号泣認定をもらった人はいません、今後、出てくることを期待しています。

資格取得者の人たちとは、年に三、四回、一堂に会する場である情報交換会を実施しています。活動の進捗を報告してもらったり、一緒に涙活イベントを実施する仲間を見つけてもらったりと、ここで横のネットワークを作ってもらっています。資格は取ったものの一度も涙活セミナーを実施したことがないという人も参加していて、私がその背中を押してあげるというのも、この会の大きな狙いでもあります。

（「感涙療法士認定講座」については一七六ページを参照ください）

広がる涙活の活用シーン

涙活はさまざまな現場で取り入れられ、その活用の幅はますます広がっています。

ナクルートの号泣説明会

一つは「ナクルートの号泣説明会」。

「求人」を意味する言葉「リクルート」にかけて「**ナク（泣く）ルート**」。さらには「合同説明会」ならぬ「**号泣説明会**」で、就職説明会参加の学生向けに涙活セミナーを実施するものです。

すでに述べた通りですが、人は涙を流すとリラックスして本音を出しやすい心理状況となります。

面談前に涙を流すことで、緊張することなく素直な気持ちを話してもらおうというのが実施する企業側の狙いです。

人事担当者と腹を割って話し合いましょう、ということですね。

ナクルートの号泣説明会を導入している企業は、ベンチャー系などの比較的小規模なところがメインですが、業種はＩＴからサービス業、製造業……と多岐にわたっています。

参加者も、四～五人を対象とすることもあれば、大きな会場で数百人の学生と一緒に行うこともあります。

泣き語りライブ

そのほかにも実にさまざまな分野に取り入れられている涙活。

大手旅行会社とコラボレーションしての「泣き語りライブ」では、アーティストによる歌声やプラネタリウム上映、「泣ける話」の朗読などで涙を流すということが行われています。

自治体主催のイベントも

自治体主催のイベントでも、健康にまつわるものから、男女共同参画の取り組みの一環としてあえて四十代男性だけを集めて行う涙活セミナーまで。

さらには「泣ける〇〇県」という地域活性化に向けたキャッチコピーで、泣けるほど美しい観光名所、泣けるほど美味しい名産品などを紹介する取り組みにも涙活が活用されました。

涙の日、アーティストのファンミーティング

新聞大手と協力して七月三日を「な（七）み（三）だの日」と謳《うた》い、三年連続で涙活にまつわるコラムを掲載したこともあります。

アーティストのファンイベントに呼ばれて出向くことも珍しくありません。

ある有名アーティストは、新しいCDが発売されるタイミングでファンミーティングを開いて三、四〇〇人を対象に涙活を行いました。

普段の出張涙活と同じ要領で、まず私が涙の効用についてレクチャーしたあと、泣ける映像を鑑賞し、最後はアーティスト本人の生歌で締めくくってファン全員が涙を流すという流れです。

このように、あらゆる場面で涙活が受け入れられ、涙を流すことをポジティブに捉える動きが広がっています。

婚活×涙活＝涙婚《るいこん》

婚活も、涙活との相性がいいといったら意外に思うでしょうか。

涙活を取り入れた婚活イベント、すなわち「涙婚」では実に多くのカップルが成立しています。

イベントではまず泣ける映像七～八本を全員で鑑賞し、各自がそれぞれの泣きのツボを把握します。そして「アスリートもの」で泣いた人、「動物もの」で泣いた人……という具合に、ジャンルごとでグループ分けするのです。

そのあとは、それぞれのテーブルで「どこで泣いたのか」「なぜ泣いたのか」を互いに共有します。そこにその人らしさ、嘘いつわりのないありのままの姿が現れるのです。

一般的な業者が提供する婚活サービスはどうしても、学歴や職業、収入などの条件面でマッチングを図るのが主流です。

涙活を取り入れた婚活は真逆のアプローチです。まずは条件面などのフィルターをすべて取り払って、その人自身を見ることになるのです。

同じジャンルの映像で泣いた者同士であれば共感できる部分は多いですし、同じポイントで泣いたとなればなおさらです。

会場では「一切泣けなかった」という人たちのグループも作ります。そこでは「なぜ泣けないのか」を話し合うのですが、そこにもやはりその人らしさ、人柄が現れます。

いずれにせよ、人として共感できる部分の多い人と出会える確率は格段にアップするでしょう。泣きのツボは相性の良さにもつながるのです。

これまで一〇回程度開催してきた涙婚イベントですが、三〇組のカップルが誕生し、そのうちの一〇組が成婚に至っています。

鎌倉涙活ツアー

近年、特に力を入れているのが、涙活と旅行を組み合わせた「涙活ツアー」です。

「旅先で感じるわびしい思い」という意味で「旅愁」という言葉があるように、旅に出ると美しい景色を目の前にして情緒的になったり、涙を流しやすい気持ちになったりします。

涙活ツアーは、そのような少し特別な雰囲気に包まれながら意識的に涙を流し、健康にもなろうというツアーです。

第一回目は二〇二〇年七月九日――「泣（七）く（九）」の日に、私の出身地鎌倉で「鎌倉涙活ツアー」としてスタートさせました。

鎌倉には、涙なしには語れない歴史やそれにまつわる史跡が多数存在します。

例えば東勝寺《とうしょうじ》跡近くの「腹切りやぐら」。

鎌倉末期、敵に追われた北条一族が自決し鎌倉幕府滅亡の地となった場所です。あるときはその場を訪れ、鎌倉幕府最後の一幕についての話を聞きながら涙を流しました。

また源頼朝の亡きあと、幕府と朝廷との間で心揺れ動く御家人を相手に頼朝の妻である北条政子が行ったという有名な演説。御家人も涙を流し奮い立ったというその話は、改めて聞くととても感動的なのですが、それもツアーの中でよく紹介しています。

そのほかにも、建長寺《けんちょうじ》の半僧坊《はんそうぼう》にある有名な一二体の天狗の像。「天狗と天空のパワースポット」とも呼ばれるこの像の前では、天狗にまつわる泣ける話を披露します。

特別なスポットでなくとも、苔のむした階段を上り山道を進んでいく中で自然のおご

鎌倉涙活ツアーの様子

◉北条政子の演説「最期の詞」に感動の涙を……

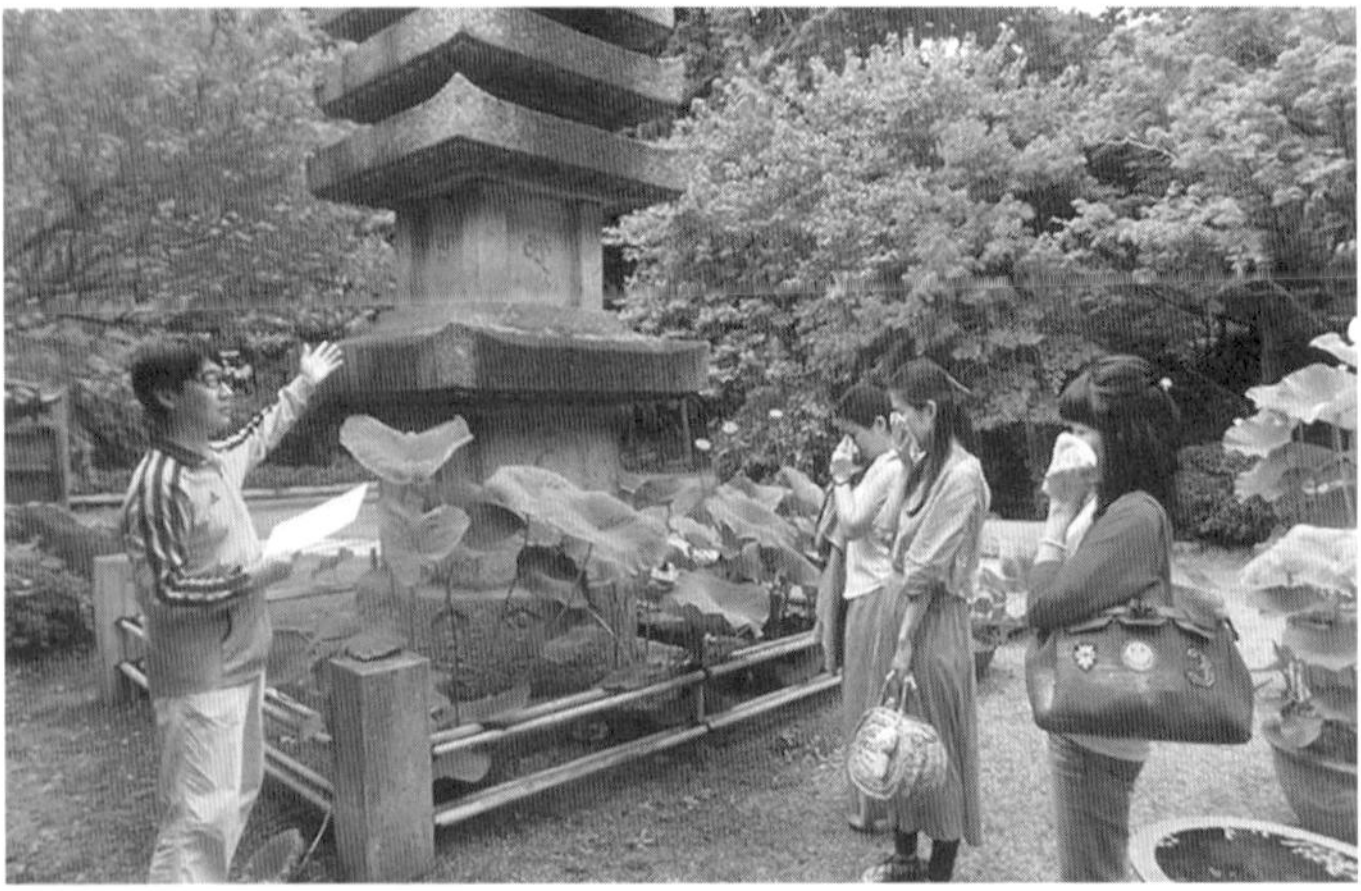

◉鎌倉幕府滅亡の話に共感の涙を……

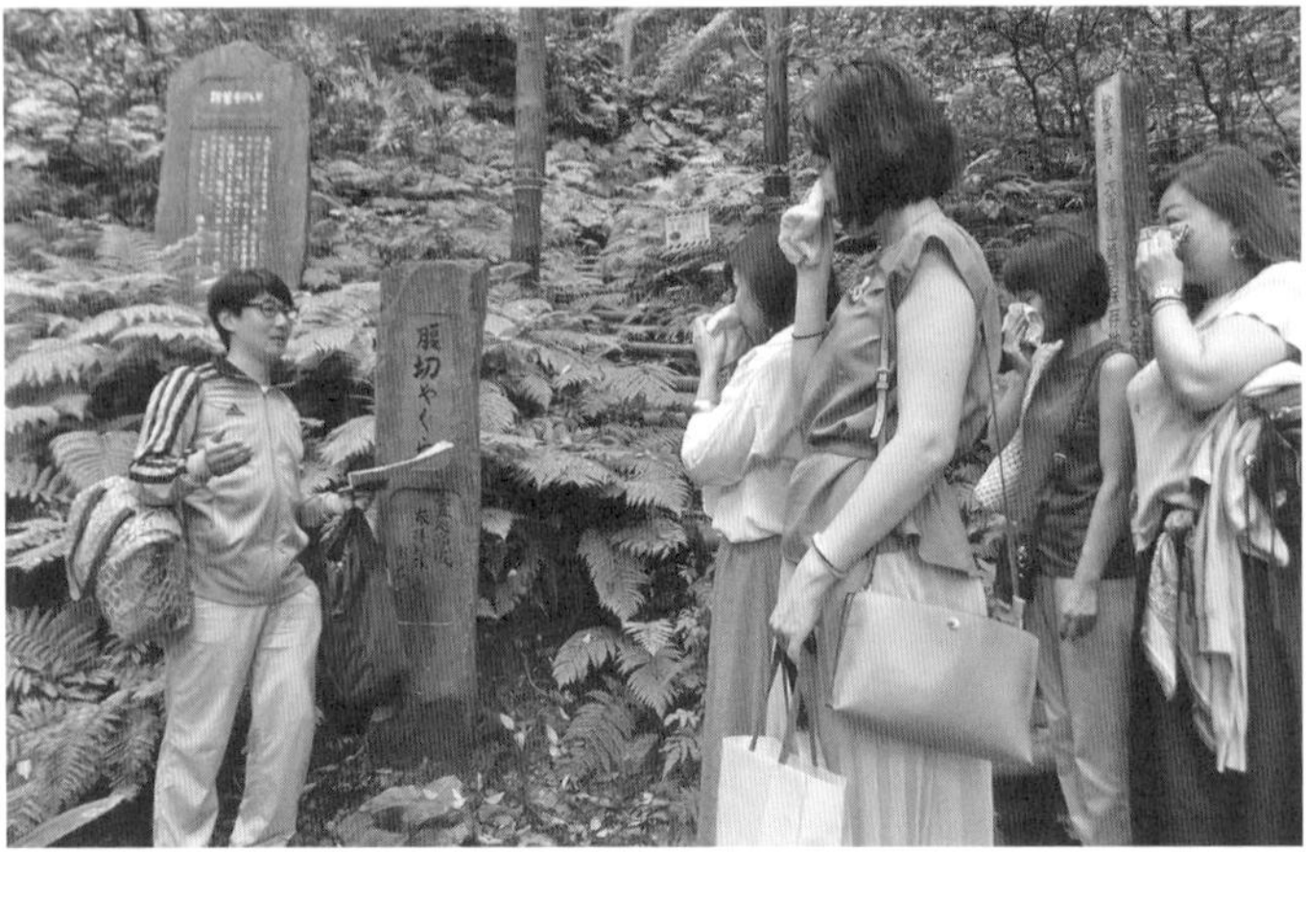

そかな雰囲気に包まれながら自然に涙を流す人もいます。

また、リラックス効果を狙って寺のお堂の中で写経を行うこともあります。

ツアーでは鎌倉のさまざまなハイキングコースも巡ります。海と鎌倉の街並みが一望できる高台にたどり着くと、その絶景に感動の涙を流す人も少なくありません。


ツアーの冒頭一時間は涙活セミナーです。涙の効用について話を聞いてから外に出かけるようにしています。

涙を流すのは健康に良いという事実を知り、「泣いてはいけない」という思い込みを先にはずすことで泣き体質に近づけておくのです。

涙活ツアーは月二回程度のペースで、これまでに約二〇回実施してきました。二十代から五十代の学生や会社員、主婦の人などいろいろな方が参加しています。

海外でも広まりつつある涙活

ＢＢＣやＣＮＮなど、海外のメディアに取材されることも増えてきました。日本では何やら面白い取り組みがなされているというふうに映像や記事で紹介されています。その紹介記事などを見聞きした海外の人から、涙活セミナーの依頼を受けるようにもなりました。

先日もオランダにある専門学校から依頼が来ました。きっかけは、その学校に通っている学生から私へのインタビュー依頼でした。涙活をテーマにした卒業論文を書きたいというのです。そこで実際に涙活セミナーを体験してもらおうということになり、専門学校の学生たちにオンライン形式でセミナーを実施しました。

このような形で、海外の人に向けて涙活セミナーをオンライン形式で実施していくことも増えてきました。日本だけでなく、世界中の人も泣きたがっているということを身にしみて感じています。

海外からのオファーは、セミナー依頼だけにとどまりません。涙活やそれに関わる私の活動をドキュメンタリー映画にしたいという人も現れました。

女優としても活躍している中井ノエミさんという映画監督が、こうした活動に興味を持ち、一〇分間の映像を制作したのです。

タイトルは『Tears Teacher』。

二〇二一年現在、各地の映画祭にも出品して高い評価を得ているといいます。『ニューヨーク・タイムズ』のＷＥＢサイトでも、この映画が公開されました。

将来を担う海外の研究者も涙活に注目しています。

もともと人間の「喜怒哀楽」について研究していたというオックスフォード大学大学院の学生が、今度は「泣く」という行為に焦点を当てて論文を書きたいと連絡をくれました。『ナショナルジオグラフィック』という雑誌で涙活について知ったといいます。スペイン人のその学生は涙活セミナーの参加者からアンケートを取るために来日し、一年間私と行動をともにしました。セミナーの現場にも二〇回ほど同行し、涙活を体験したあとの感想などを聞き取っていました。

将来は大学教授になるのが目標だというその学生。いつか涙活のスペイン支部、イギリス支部をこの人と作りたいと私は夢見ています。

涙活で地域コミュニティー活性化を

涙活は今後、地域コミュニティーの活性化にも役立てられるのではないかと期待しています。

人と人とをつなげて誰かの居場所作りをしたり、「無縁社会」からの脱却を目指したりという点で、涙活が一つのきっかけになるように思うのです。

生涯学習講座の一環として

地域の公民館などでは、生涯学習講座の一環として涙活セミナーを開催することがよくあります。

他の講座の場合は参加者の多くが六十代以上の高齢者なのですが、涙活セミナーは二十代、三十代の社会人も多く参加するのが特徴です。

すると二十代から六十代までの多様な世代が一緒に涙を流し、世代を超えた交流の場となるのです。

あるときは、若いシングルマザーが赤ん坊を抱っこして参加したことがありました。

映像を観て涙を流したあと、一〇人ほどのグループに分かれて感想をシェアし合う「涙友タイム」の場を設けたのですが、そこで高齢のおばあさんと一緒になったのです。

すでに述べた通り、同じ泣きの場を共有するとお互い素直な気持ちで自己開示をすることになり、関係性が深まります。知らない人同士であっても、一時間半ほどのセミナーですぐに仲良くなってしまうのです。

その若い女性もおばあさんとすぐにうち解けて、その日以降、おばあさんに会うため頻繁に公民館に通うようになったといいます。子育てや生活にまつわるさまざまな知恵を教えてもらうのだと、後日メールで私に報告してくれました。

商店街のイベントとして

涙活を地域の商店街のイベントとして行うこともあります。

商店街の中のフリースペースで、お店の人とお客さんが一緒になって涙を流すのです。普段から交流があってとても仲の良い人、それほどでもない人、初めて会う人などさまざまですが、その場で一斉に泣き出すことで不思議と一体感が生まれていきます。そういった密接な関係性作りに、涙活がうまく作用するのです。

このように、地域のつながり作りとして涙活が今後何かの役に立てないだろうか、涙活を使って地域社会のために何かできないだろうかということを、日頃からよく考えています。

もっともっと！ さまざまな涙活の形

銀座での小さなイベントから始まった涙活は、いまやさまざまな形に姿を変えながら広がっています。

「涙活カフェ」へ来てみませんか？

一つは涙活カフェ。

涙活セミナーが複数の人が集まって一斉に涙を流す場であるのに対して、涙活カフェはマンツーマンで涙活を行う**「個別涙活セッション」**のための完全予約制スペースです。

「涙と旅カフェ あかね」と名付け、都内の大学の向かいにある私の個人事務所兼喫茶店で二〇一九年三月にスタートさせました。

「旅」という言葉は、私が若い頃に世界七〇か国を旅する中で、たくさんの感動的な話に出会った経験をもとに取り入れました。ゲストハウスに偶然集った旅人たちが自分

涙と旅カフェ　あかね

◉お店の前でお客様を待つなみだ先生

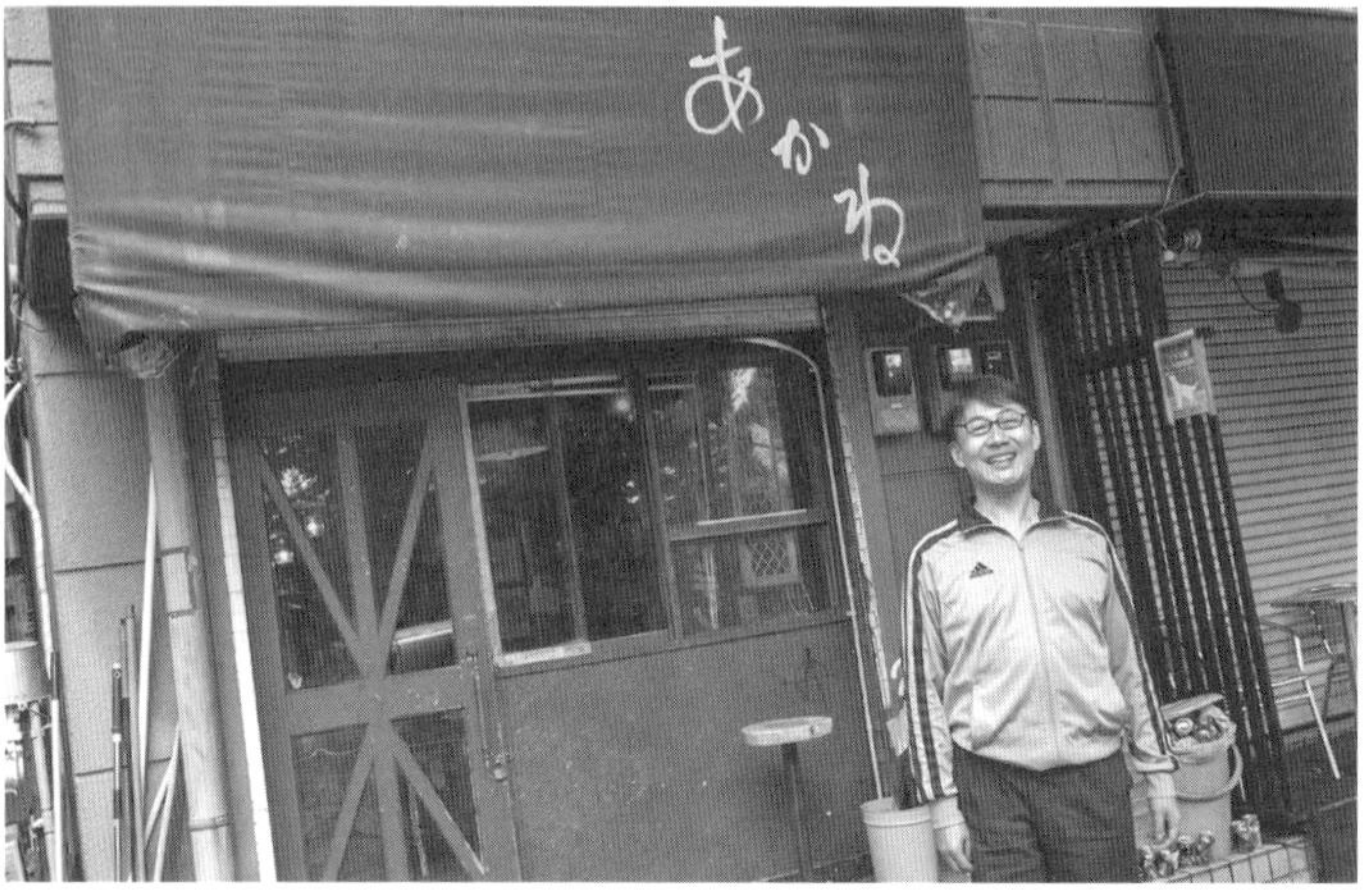

◉店内での涙活セミナーの様子

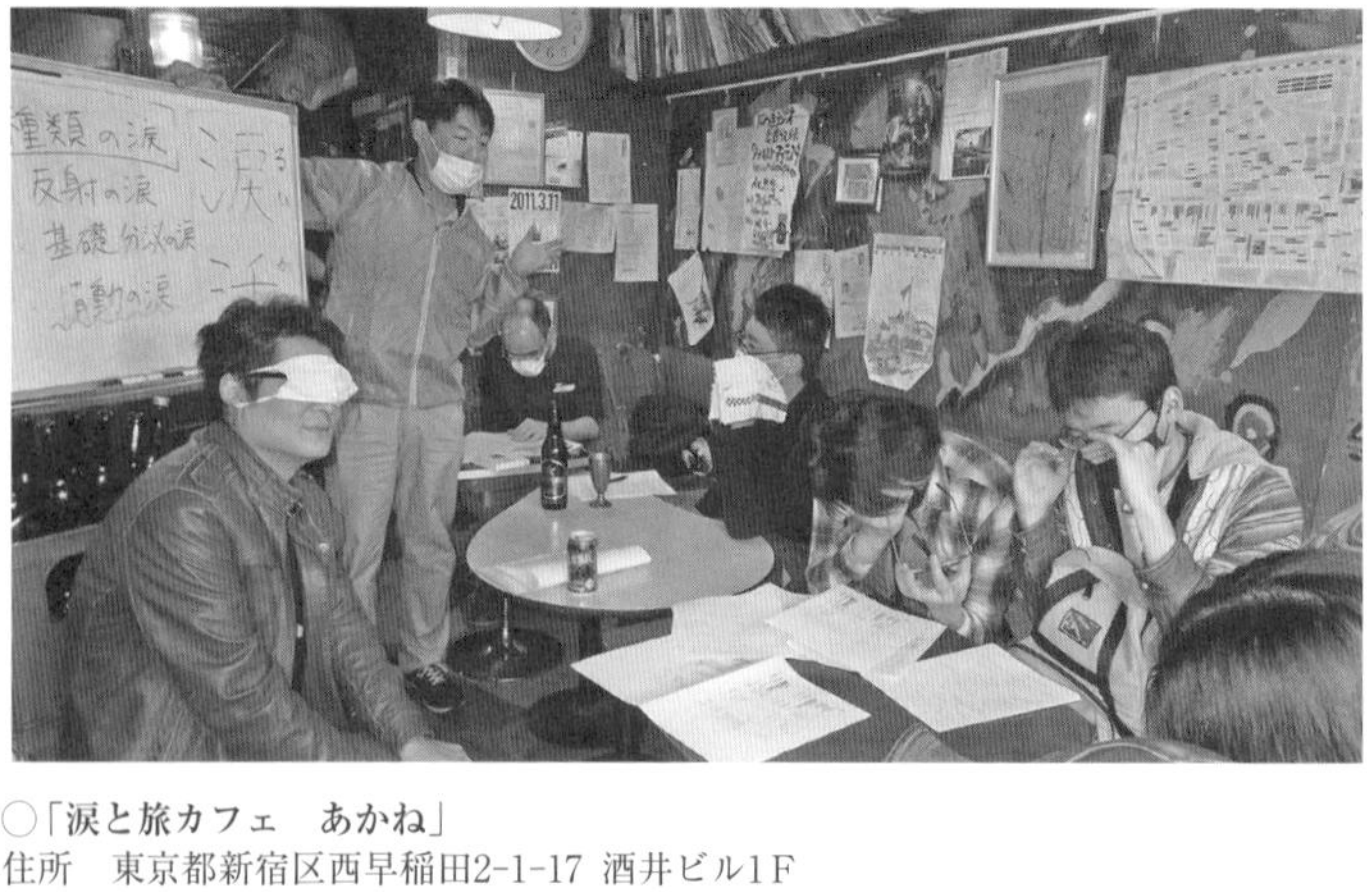

◯「涙と旅カフェ　あかね」
住所　東京都新宿区西早稲田2-1-17 酒井ビル1F
電話　03-5292-1877　携帯　070-6648-3039

の話を語り合うような、そんな場所になったらいいなという思いを込めています。

もともとは、人前で打ち明けられない深刻な悩みを抱える人たちからの「個別に涙活セッションをやってほしい」という要望を受けて始めました。

両親の介護で疲れ切ってしまった、このままでは親を死なせてしまうのではないかと悩み、苦しんでいる人。激しいストレスで会社を休職中の人。そのほかにもさまざまな思いを抱える人たちが、週に三〜四回ほど訪れます。

流れは涙活セミナーとほぼ同じです。多様なジャンルの映像を鑑賞し、泣いたポイントやその背景について語ってもらいます。

涙を流すことでストレスを解消してもらうことはもちろん、第一章でも述べた通り、自分のいまの苦しい状態と自己イメージを一致させて、心の安定した状態（自己一致）を目指します。

全部で一時間から一時間半ほどの長さですが、複数の人たちに向けて行う涙活セミナーのときよりもさらにじっくりと話に耳を傾けることに重点を置いています。あくまで泣くのは手段であって、真の目的は自身の思いを吐き出してもらうことだからです。

オンラインでも涙活

新型コロナウイルスの感染拡大に伴い、家にいながら仕事をするリモートワークが増えてきました。遠隔地点の相手と音声通信やビデオ通信によるコミュニケーションを実現するツールができたことで、ますますその状況は加速しています。

リモート・コミュニケーションの広がりを受け、二〇二〇年の夏前頃からオンライン形式での涙活セミナーもスタートしました。

パソコンやスマホの画面越しに、対面形式のセミナーと同じ効果が出せるのか？

結論をいうと、ほぼ同じ効果が期待できます。むしろオンラインの特徴がうまく活かされ、また一つ別の形の涙活セミナーが実施できるともいえるかもしれません。

対面形式のセミナーと比較した場合の、オンライン形式の涙活セミナーの良さを考え

オンライン涙活セミナーの様子

◉パソコンを使ってオンラインで涙活セミナーを実施中

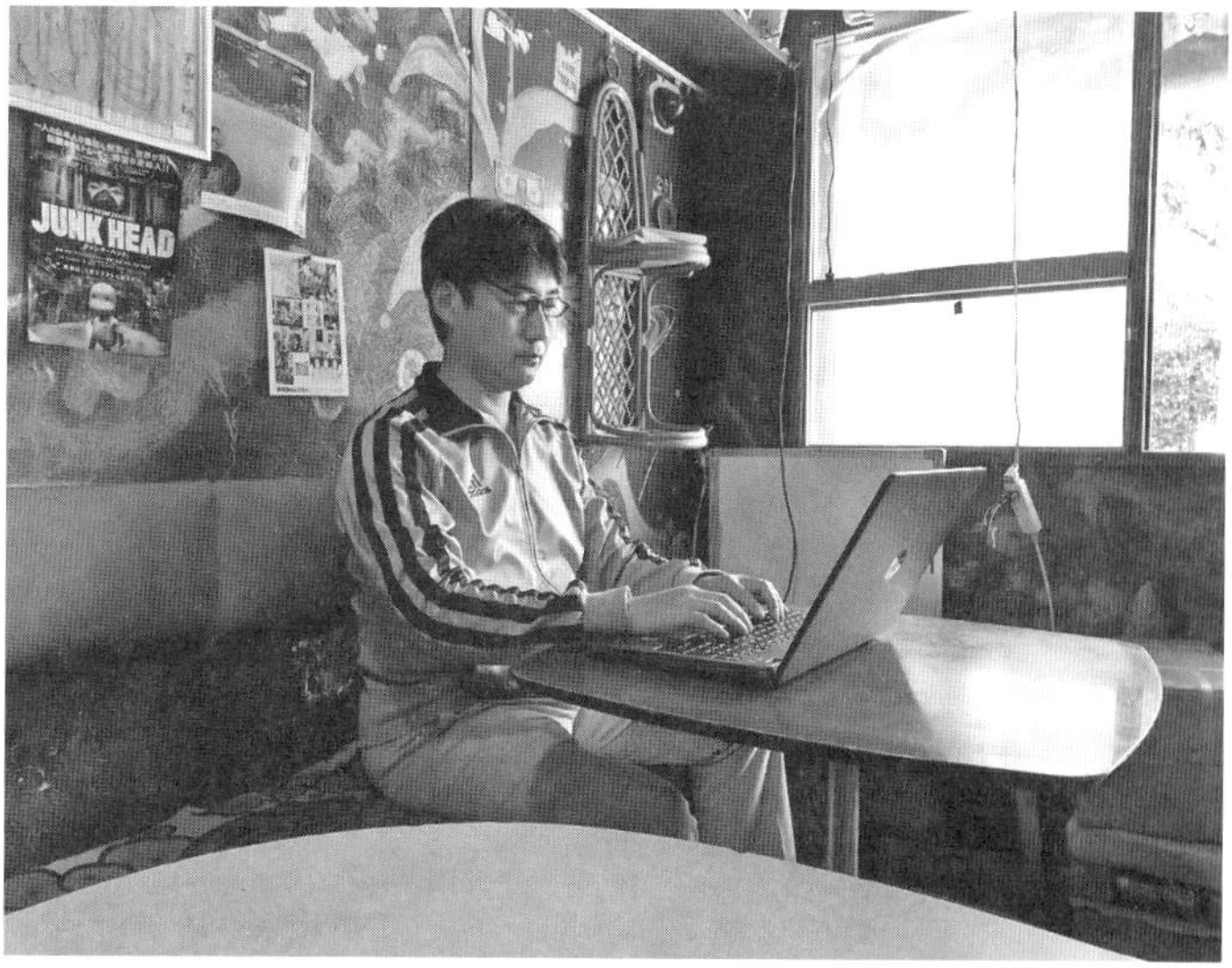

◉海外向けの涙活セミナーの様子

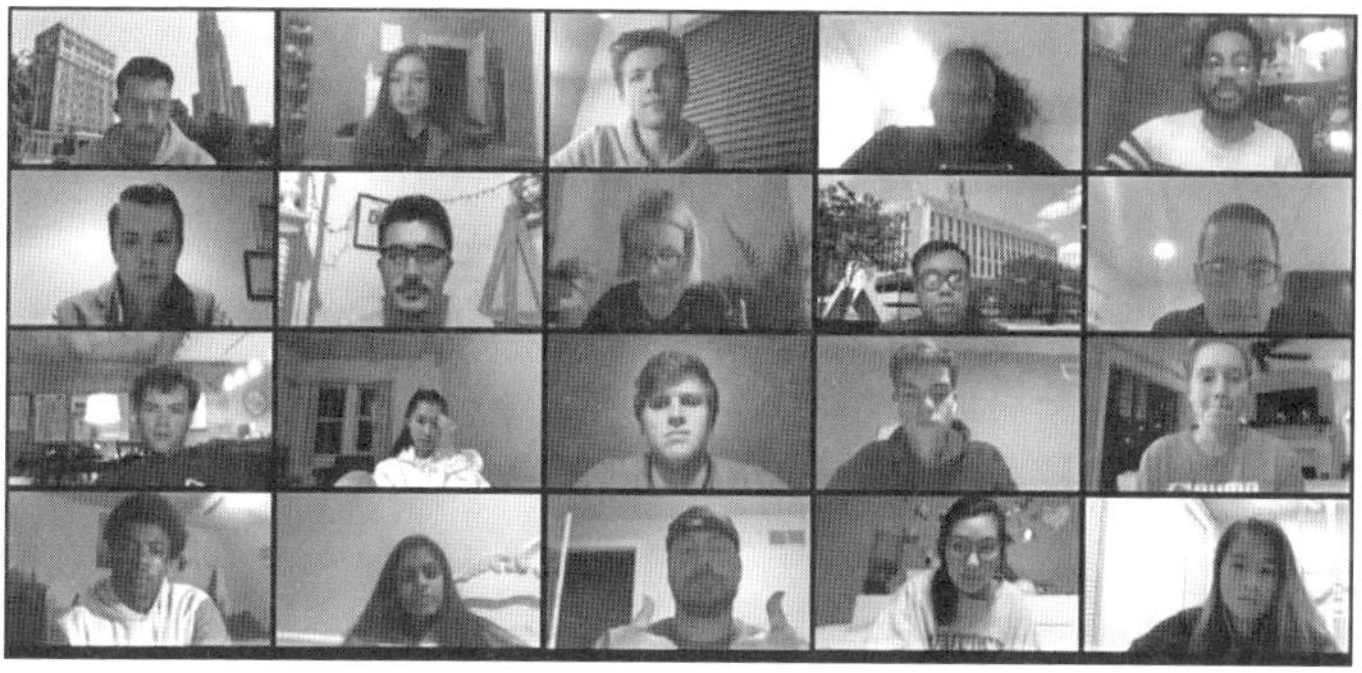

てみましょう。

まず、対面形式のセミナーの最大の良さは、参加者同士が泣き顔を見せ合ったり、啜り泣きが会場に響いたりすることでお互いに「息づかい」を感じることができ、涙の出やすい空間が醸成されることです。

それに対してオンラインセミナーでは、参加者は画面越しに対面することになります。ですが、だからといって互いの「息づかい」がまったく伝わらないかというと、そうでもありません。画面上で互いの泣き顔を見てもらい泣きする人も大勢いるのです。

また、オンラインでは自宅の部屋から一人で参加できるので、その人の好みに合わせて部屋の明るさを調整したり、お気に入りのアロマを焚きながら参加する、ということもできます。

あるいは、カメラをオフにして自分の顔を画面に出さず、他の参加者から見えない状態で人目を気にせずに思いきり泣くことができるというのも、オンラインの良さです。

自分に合ったリラックス空間を作れるので、オンライン参加の方が泣きやすいという人もいます。

泣き言セラピーや涙友タイムも、オンライン形式で実現できます。

泣き言セラピーは、匿名で紙に泣き言を書いてもらうわけですが、チャット機能を使えば、他の参加者に知られずに私宛てに、泣き言の文章を書いて送ることができます。

涙友タイムは、対面形式なら数人の参加者で輪になって、いくつかの小グループを作り、涙活体験の気づきを語り合うわけですが、オンラインでも小グループを作って話せる機能があるので、対面と同様のやり方ができます。

このように、オンライン形式でも対面形式に遜色のないクオリティで涙活セミナーが実施できるのです。

全国に展開するとある企業では、本社や支社をインターネットでつなぎ、二〇〇〇人の社員で一斉に涙活セミナーを行いました。テレワーク中なのか、自宅から参加した人もいたほどです。

もちろん実際に会場で顔を合わせて行う涙活セミナーにもたくさんのメリットがありますが、オンラインで進行する涙活セミナーには、オンラインならではといったメリットがあるのです。

コーチング＋涙活も

涙活の「思いを素直に吐き出せるようになる」という効果に着目して、コーチングのセッションに活用するコーチもいます。

コーチングとは、クライアントと呼ばれる依頼者の目標達成のためにコーチが聞き役となって質問を重ね、達成までの道筋を明らかにしていく対話の手法です。

クライアントの心の奥底にある思いを聞き出すためには、本人が本音を話しやすくなるような環境作りが不可欠です。

そこであるコーチは、コーチングセッションの冒頭に涙活を取り入れているそうです。

「**涙を流したあとはありのままの自分になれる**」から、というわけです。

朗読劇もスタート

泣ける話を劇団の役者が朗読するという「朗読劇」の公演もスタートします。

劇団というのは私が都内の大学院で心理学を学んでいた頃に仲間と一緒に作り上げた

ものに、二〇一一年の第一回から約五年間、年二～三回ほど演劇の公演活動を続けてきました。

活動休止状態となっていたこの劇団を最近になって復活させ、二〇二〇年二月に涙活のワークショップを開いたのです。

今後は、役者による泣ける話の朗読公演を月一回程度行い、ＷＥＢ会議システムで配信することを予定しています。本書の巻末にもこの朗読劇のもとになった物語を掲載していますので、ぜひ、目を通してみてください。（一七七ページ～）

泣きのツボは人それぞれです。

さまざまなジャンル、多様なツールに触れる機会を増やして泣きツボを増やし、ストレスフリーな「泣き体質」に変えていきましょう。

【涙活】Q&A④

Q：身体が緩むと泣きやすくなるそうですが、身体を緩める方法はありますか？

A：身体全体を緩めるために重要となる場所が口元です。食道～胃～小腸～大腸～肛門とつながる消化器官の入り口である口元が緩むと、身体全体も緩むことが分かっています。そこで、一番簡単なのは、「あくび」をすることです。

次の順番で、ぜひあくびをしてみてください。泣きやすくなります。

①なるべく浅めにイスに腰かけ、リラックスしたまま、背筋を伸ばします。
②目のストレッチとして、目をつぶりながら、目を上下左右斜めに動かします。
③口をゆっくり大きく、ぽかんと開きます。
④そのまま数秒間キープして口を閉じます。これを何度か繰り返します。

⑤あくびが出たら、ゆっくりその感覚を味わってください。

なお、あくびをして出てくる涙は、反射の涙なので、それ自体はストレス解消にはなりません。涙活をする準備体操として試してもらえたらと思います。

Q：子どもが泣くのをやめさせるのは良くないですか？

A：そのまま泣かせてください。むしろ親子で一緒に泣いてください。

泣くという行為はその人の一つの**自己表現**です。それを「泣くな」と抑え込むことはおすすめしません。

泣くことでストレス解消にもなりますので、そのまま泣かせておいて大丈夫です。むしろ親子で一緒に映画を観て一緒に泣くなど、積極的に涙を流してほしいと思います。

個人的には親が子どもに泣き顔を見せる方が、親子関係が良くなるように感じています。

Q：目の前で泣き出した人にはどう対応すれば良いですか？

A：そのまま泣かせてあげましょう。

泣き出すのはストレスを解消したいという身体の反応です。そのまま気のすむまで泣かせてあげましょう。

Q：「歳をとると涙もろくなる」というのは、どういうことなのですか？

A：積み重ねた人生経験によって脳が共感しやすくなっています。

歳をとるということは、すなわちさまざまな経験をしてきたということでもあります。経験を重ねることで共感するポイントが増え、共感脳が震えやすくなります。その結果、涙が出やすくなったと考えられるのです。

おわりに――人はなぜ泣くのか

そもそも人はなぜ泣くのでしょうか。

涙活セミナーの最後に、毎回このような問いかけをしています。

人類は四足歩行から二足歩行となり、体毛がなくなり……そのほかにもさまざまな進化を重ねてきました。ところが泣く機能はいまもしっかりと残っています。これはなぜなのか。

はっきりとした答えは分かりません。

けれども、人間が生きていく上で目の当たりにすることになる「辛さ」「苦しみ」――これらを、涙を流すことで緩和されるように泣ける機能が残されたのではないか。私はこのように考えています。

そして涙を流すことで得られる連帯感。互いへの共感がもたらす一体感。泣く機能は、人間がともに生きていくために欠かせない一つのツールともなっています。もしかするとこれらの効果を狙って、神様が人間に与えてくれたのが「泣くこと」なのではないか。そんなふうにも思うのです。

世の中はますますストレスの多い社会となっています。

この二〜三年だけを見ても産業構造は大きく変わり、会社や組織のあり方が目まぐるしく変化しています。働き方やライフスタイルの変化、あるいはテクノロジーの発達への対応に迫られるなどしてストレスを感じている人も多いでしょう。

コンピューターと向き合う時間も増えました。資料作成はもちろんのこと、WEB会議システムを活用したオンラインでの打ち合わせも、いまはすべてパソコンが相手です。

長時間にわたって画面に向き合えば、その分身体も硬くなってしまいます。

精神的にも肉体的にもそれぞれ疲労を抱えている……と、さまざまな場所でたくさんの人にお会いするたびに感じています。

一言で言えば、**心も身体も「泣きたがっている」状態です。**

私は一人でも多くの人たちに、

「もっと泣いてもいい」

「泣いてストレスを解消しましょう」

とメッセージを送りたいのです。


本来であれば涙は自然に流すもの、意図的に泣くのは気味が悪い――そのような声があるのは事実です。

正直なところ私自身も当初は、

「フィクションの映像を観て意識的に流す涙は〝ニセモノの涙〟と言われても仕方がないかもしれない」

と不安に思うことがありました。

辛い経験によって「ホンモノの涙」をたくさん流してきた人のストレスを、果たして涙活で癒すことができるのだろうかと自信が持てずにいたのです。

しかし、そんな不安を払拭する出来事がありました。


東日本大震災から三年が経った二〇一四年、福島県いわき市の方から「仮設住宅で暮らす被災者に向けて涙活のイベントをしてほしい」という依頼が来たのです。

最初はお断りしました。

あれだけの悲痛な出来事を経験した人たちにフィクション動画を観てもらって「泣きましょう」と言うのは失礼ではないだろうか。それこそ「ニセモノの涙」ではないだろうか——そう感じたためです。

しかし同じ人から二度目、三度目と依頼が来たのです。

さらに「被災者の人たちもストレスを溜めているので、ぜひ解消法を伝えてほしい」という声もいただきました。その一言に後押しされ、涙活セミナーを開くことにしたのです。

セミナーは福島県いわき市の体育館で開催し、およそ七〇人が参加しました。

参加した人たちの反応は二パターンでした。

一つは「この程度では泣けない」というもの。

予期していた通りの反応です。「あの日以来、泣けません」という人もいました。あの日というのは東日本大震災発生の日です。まさに私が不安に思っていたことが的中したのです。

一方で、「泣いてスッキリした」という反応もありました。

動画を観て感動し、涙を流して心が軽くなったという人が少なからずいたのです。

そのとき、自分の中で何かが一つ吹っ切れたように感じました。泣きたい、泣いてストレスを軽くしたい――そういう人がいる限り、自信を持ってこの活動を進めていこうと心に決めたのです。

確かに意図的に泣くというのは不自然なことかもしれません。その点に抵抗を感じる人もいるでしょう。

ですが、涙を流すことにはその抵抗感を上回るほどの効果があります。

意図的であっても泣きたい、泣いてスッキリしたいという要望がある以上、私にはこの活動を続けなければならないという使命があると思っています。

私の好きな言葉に、

「本物は続く。続けるから本物になる」

というものがあります。

日本の教育者、東井義雄《とういよしお》の一言です。

涙活は生まれてからまだ一〇年にも満たない新しい取り組みです。懐疑的な視線があるのも事実です。まさにこれも続けることで今後本物になっていくのではないか。そういう思いがあります。

人に与えられた、泣くという機能。

それがストレス解消や、人との関係を良くすることにつながるのであれば、使わない手はありません。使わなければ損ですよね。

涙活を日常に取り入れることで、一人でも多くの人にストレスのない生活を送ってほしい。そのような気持ちで、今日も涙活を伝える活動に力を注いでいます。

みなさんも一週間に一粒の涙で、ストレスフリーな生活をすごしませんか。

最後に、本書の制作にあたり、終始適切な助言を賜り、また丁寧に進めていただきました株式会社玄文社の後尾和男様、そして編集協力の中村かおり様、瀬﨑浩志様に感謝申し上げます。

二〇二一年八月

吉田英史

巻末付録

感涙療法士認定講座について

■感涙療法士とは

医療や福祉、教育の現場で「涙活」を広め、患者や生徒の心の健康をサポートする役割として2014年に創設しました。

東邦大学医学部名誉教授の有田秀穂先生による「涙の効用とメカニズム」講座、「なみだ先生」こと感涙療法士の吉田英史による「泣き言セラピー」を受講し、試験に合格した人に認定証が授与されます。

■資格区分

感涙療法士の資格は、初泣～号泣まで３段階に区分されています。

初泣（しょきゅう）：感涙療法士について、その理念を理解している人

中泣（ちゅうきゅう）：感涙療法士の実績が十分にある人

号泣（ごうきゅう）：感涙療法士として優れた実績を持ち、社会への貢献度が高いと認められた人

■認定講座

日程は随時、公式ホームページ（https://www.kanruiryohoshi.com）でお知らせしています。

■問い合わせ先

メール：info@kanruiryohoshi.com

電話：03-3535-3655/070-6648-3039（吉田）

■劇団による「泣ける朗読劇」について――

私が大学院生時代に仲間と一緒に作り上げた劇団で、役者による「泣ける話」の朗読公演を二〇二二年一月にスタートさせます。

月一回程度、WEB会議システムで配信します。

本書では、次ページ以下に、朗読劇の題材となった最初の物語『ALIVE』を掲載します。この物語は、涙活セミナーの中で、実際に私が披露しているものですが、セミナー参加者から「非常に泣ける」と大変好評です。

ぜひ、読者のみなさんにもお送りしたいと思います。泣けるコンテンツの一つとして活用してみてください。

『ALIVE』

谷　沙保里　作

「早く気づけ、バカ！　と伝えたいのですが、どうしたらいいですか？」

一通の手紙が届いた。父の死から数か月経ち、東京で新しい仕事に取り組み始めた頃、前職で世話になった盟友のヒロから、フリーライターとしてＷＥＢコラムをやらないかと依頼があった。

「月一でいいからさ、あの人生相談コラム、もう一度やってほしいという声が多いんだよ」

転職したばかりだったし、どうしようかなと思ったが、やっぱり書くことが好きな僕は引き受けたのだった。平日は会社勤めをしながら、休日をフル回転させて、隔週で月二回の人生相談コラムを再開したある日、不器用な筆跡で書かれた一通の手紙が届いた。

「私の兄が鈍感すぎて困っています。イライラの限界に達してしまいました。どうしたらいいのでしょうか?」

宛名は無し、ただこんな短い一文が書いてあるだけの手紙。不思議と興味が湧いて、コラムに採用して返信を書いた。

「お兄さんは何歳くらいの方ですか? 社会人なら仕事のことで頭がいっぱいなのかも。休みの日にでもゆっくりお話してみたらいいのでは? 不機嫌は不幸を呼ぶから、なるべく穏やかにね(笑)」

数日後、今度はメールで返信が届いた。相変わらず名前がなかったが、僕にはなぜか、同一人物からだという確信があった。仮に、〝怒れる妹〟と呼ぼう。

「では穏やかに(笑)返事を書きます。あなたに私の姿は見えないと思いますが、私はいま、本当に怒っています。兄は休みの日も仕事をしていて、私の話なんて聞く耳を持ちません。妹どころか、新婚の奥さんの話も、聞いているようでまったく聞いていないんです。仕事以外のことはすべて、ただの作業としてこなしている。食事も睡眠もSEXも。記号のように扱われる人間の気持ちがわかりますか？　このままだと大切なものを失うことになる。早く気づけ、バカ！　と伝えたいのですが、どうしたらいいですか？」

「怒れる妹さんへ。お名前がなかったので勝手にペンネームをつけさせていただきました。まあまあ、そんなに怒らないで。お兄さんは社会人で結婚していて、休みの日まで仕事する忙しい人なんですね。どうやったら君のメッセージ伝えられるのか一緒に考えてみます。……大切なものを失うって書いていたけど、それは何ですか？」

「赤ちゃんです。ストレスって子宮にダイレクトに影響するものだから、妊娠中の奥さんの怒りや悲しみ、不安が胎児に伝わって、赤ちゃんは今とても危険な状態……。でも、あいつは仕事、仕事で何も気づいていないんです。早くしないと手遅れになる。……私みたいに」

「女性の体って神秘的ですね。私みたいに、とは？　どういうことですか？」

「神秘的ですね、とか呑気《のんき》なことを言っている場合ではないんです。私は生まれる前に死にました。岡山のお蕎麦屋さんで毎日必死に働く母は、私を妊娠していることに気づかなかった。やがて私の呼吸は、母のお腹の中で止まってしまったのです。父も母も泣きました。でも、寂しくはなかった。肉体は無くても、お兄ちゃんや家族とともに過ごしてこれたから。……少し前にお父さんがこっちの世界に来たよ。お兄ちゃんに書いた手紙が無事に届いて喜んでた。お父さんと一緒に、お兄ちゃんの奥さんのお腹に入っている赤ちゃんを見守っていたんだけど、ママが苦しいから僕も苦しいって赤ちゃんが泣いてるの。このままだと生まれる前に……こっちに来ちゃうよ。……早く千秋さんに向き合って、お兄ちゃん」

僕は驚愕した。千秋は僕の妻、父は数か月前に亡くなったばかり。まさかと思って、岡山の母に慌てて電話したところ、母は僕の妹になるはずだった赤ちゃんのことを話してくれた。

「怒れる妹……いや、未だ見ぬ僕の妹へ。お手紙ありがとう。鈍い兄で本当にごめん。千秋と話してみました。新しく引っ越した街で、近所の人たちに馴染めない、休んでいる仕事も気がかりで、ざわざわざわざわ胸が苦しくて。でも一番辛かったのは僕が千秋を見ていなかったこと。僕は愚か者でした。千秋が激しく泣いていると、急にお腹が痛いと苦しみ出した。まだ間に合うのなら、僕の……僕たちの赤ちゃんを守ってください。どうか、こちらに送り届けてください。妹よ」

「お兄ちゃん、赤ちゃんは大丈夫。お父さんと私で何とか守ってそちらの世界に送り届けるから。生まれてきたらたくさん可愛がってあげてね。太陽の光、美しい青空、清らかな川の音、どこまでも続く海、良い香りのするお花、そして、新しく出会うたくさんの人たち。そんな世界で、誰よりも何よりも可愛がってあげて。約束だよ。こっちにいても、生まれてこれなくても私たちは家族。見守っているから、ずっと。私のことを頼ってくれてありがとう。またね」

（完）

■泣けるコンテンツについて

巷には、泣ける作品が溢れています。私自身、一週間に一回、週末に泣く習慣をつけていますが、平日に古今東西の泣けるといわれる作品を集め、週末にまとめて視聴しています。

今回、そこから厳選したおすすめの泣けるコンテンツを、映画編、小説・コミック編、音楽編と三つの形式で、また、「家族」、「恋愛」、「友情」、「動物」、「アスリート」と大きく五つのジャンルに分けて、紹介します。

（※ここでいう「アスリート」は、頑張る姿に心を動かされ涙するという意味で使用しています。）

泣けるコンテンツ——映画編①

〈恋愛〉 ＊50音順

タイトル	公開年
あと1センチの恋	2014年
カノジョは嘘を愛しすぎてる	2013年
きみに読む物語	2004年
恋人までの距離	1995年
ゴースト ニューヨークの幻	1990年
世界の中心で、愛をさけぶ	2004年
抱きしめたい —真実の物語—	2014年
ジョゼと虎と魚たち	2003年
ノッティングヒルの恋人	1999年
ノルウェイの森	2010年
バタフライ・エフェクト	2004年
8年越しの花嫁 奇跡の実話	2017年
初恋のきた道	1999年
P. S. アイラヴユー	2007年
100回泣くこと	2013年
マイ・ガール	1991年
魔法にかけられて	2007年
マレーナ	2000年
めぐり逢えたら	1993年
ワン・デイ 23年のラブストーリー	2011年

泣けるコンテンツ——映画編②

〈友情〉

＊50音順

タイトル	公開年
アンドリュー NDR114	1999年
ウォーリー	2008年
いまを生きる	1989年
A.I.	2001年
カーズ	2006年
きっと、うまくいく	2009年
グッド・ウィル・ハンティング　旅立ち	1997年
最高の人生の見つけ方	2007年
下妻物語	2004年
守護神	2006年
スウィングガールズ	2004年
スタンド・バイ・ミー	1986年
戦場のピアニスト	2002年
セント・オブ・ウーマン　夢の香り	1992年
タイタンズを忘れない	2000年
テルマ＆ルイーズ	1991年
NANA	2005年
50/50 フィフティ・フィフティ	2011年
フライド・グリーン・トマト	1991年
レインマン	1988年

泣けるコンテンツ——映画編③

〈アスリート〉

＊50音順

タイトル	公開年
雨あがる	2000年
アンコール!!	2012年
英国王のスピーチ	2010年
カールじいさんの空飛ぶ家	2009年
ガチ☆ボーイ	2008年
がんばっていきまっしょい	1998年
最強のふたり	2011年
Shall we ダンス？	1996年
潜水服は蝶の夢を見る	2007年
ソウル・サーファー	2011年
チャンプ	1979年
トイズ	1992年
トイ・ストーリー	1995年
フィールド・オブ・ドリームス	1989年
フォレスト・ガンプ　一期一会	1994年
フラガール	2006年
ヘアスプレー	2007年
摩天楼はバラ色に	1987年
ラ・ラ・ランド	2016年
リトル・ダンサー	2000年

泣けるコンテンツ――映画編④

〈動物〉

＊50音順

タイトル	公開年
一分間だけ	2014年
犬と私の10の約束	2008年
きいてほしいの、あたしのこと -ウィン・ディキシーのいた夏	2005年
クイール	2004年
劇場版 フランダースの犬	1997年
子ぎつねヘレン	2006年
戦火の馬	2011年
空飛ぶペンギン	2011年
ドクター・ドリトル	2020年
南極物語	1983年
ハチ公物語	1987年
ベイブ	1995年
僕のワンダフル・ライフ	2017年
星になった少年	2005年
ホワイトファング	1991年
マーリー 世界一おバカな犬が教えてくれたこと	2008年
マリと子犬の物語	2007年
マリリンに逢いたい	1988年
野性の呼び声	2020年
101	1996年

泣けるコンテンツ――映画編⑤

〈家族〉 ＊50音順

タイトル	公開年
I am Sam アイ・アム・サム	2001年
1リットルの涙	2005年
いま、会いにゆきます	2004年
おおかみこどもの雨と雪	2012年
gifted/ ギフテッド	2017年
劇場版『鬼滅の刃』無限列車編	2020年
今度は愛妻家	2010年
しあわせの隠れ場所	2009年
ストーリー・オブ・マイライフ／わたしの若草物語	2019年
チョコレートドーナツ	2012年
手紙	2006年
人魚の眠る家	2018年
万引き家族	2018年
ミッドナイトスワン	2020年
ものすごくうるさくて、ありえないほど近い	2011年
ライフ・イズ・ビューティフル	1997年
リメンバー・ミー	2017年
私の中のあなた	2009年
湯を沸かすほどの熱い愛	2016年

泣けるコンテンツ——小説・コミック編

＊50音順

作品名	作者名	刊行年
〈家族〉		
明日の記憶	荻原浩	2004年
いま、会いにゆきます	市川拓司	2003年
とんび	重松清	2008年
楊家将	北方謙三	2003年
流星の絆	東野圭吾	2008年
〈恋愛〉		
君に届け	椎名軽穂	2006年〜
蹴りたい背中	綿矢りさ	2003年
ナラタージュ	島本理生	2005年
マディソン郡の橋	ロバート・ジェームズ・ウォラー	1993年
美丘	石田衣良	2006年
〈友情〉		
銀河鉄道の夜	宮沢賢治	1934年＊1
小さいおうち	中島京子	2010年
夏の庭　The friends	湯本香樹実	1992年
BANANA FISH	吉田秋生	1986年〜
ブラックアウト	コニー・ウィリス	2012年
〈動物〉		
おやすみ、リリー	スティーヴン・ローリー	2017年
通い猫アルフィーの奇跡	レイチェル・ウェルズ	2015年
人生を変えてくれたペンギン　海辺で君を見つけた日	トム・ミッチェル	2017年
旅猫リポート	有川浩	2012年
動物が教えてくれた人生で大切なこと。	小菅正夫	2014年
〈アスリート〉		
赤毛のアン	モンゴメリ	1952年＊2
風と共に去りぬ	マーガレット・ミッチェル	1938-39年＊3
ピアノの森	一色まこと	1999年〜
舟を編む	三浦しをん	2011年
ヘルプ 心がつなぐストーリー	キャスリン・ストケット	2012年

＊1—初出年　＊2—村岡花子訳／三笠書房　＊3—大久保康雄・竹内道之助訳／三笠書房

泣けるコンテンツ――音楽編

＊50音順

楽曲名	アーティスト名	発表年

〈家族〉

ありがとう	大橋卓弥	2008年
家族になろうよ	福山雅治	2011年
家族レター	逗子三兄弟	2014年
手紙 ～愛するあなたへ～	藤田麻衣子	2013年
dear grandma	九州男	2007年

〈恋愛〉

キセキ	GReeeeN	2008年
粉雪	レミオロメン	2005年
タイムマシーン	CHARA	1997年
もう恋なんてしない	槇原敬之	1992年
Wide Awake	ケイティ・ペリー	2012年

〈友情〉

YELL	いきものがかり	2009年
Gift of a Friend	デミ・ロヴァート	2009年
secret base ～君がくれたもの～	ZONE	2001年
少年時代	井上陽水	1990年
You raise me up	ケルティック・ウーマン	2005年

〈動物〉

赤い首輪	吉田山田	2018年
犬のうた～ありがとう～	ASIA ENGINEER	2009年
Damage	清水翔太	2016年
はじめてのともだち	ヒャダイン	2009年
paul	平井堅	2002年

〈アスリート〉

あとひとつ	FUNKY MONKEY BABYS	2010年
栄光の架橋	ゆず	2004年
天体観測	BUMP OF CHICKEN	2001年
ファイト！	中島みゆき	1983年
Brave	サラ・バレリス	2013年

編集協力　中村かおり
瀬﨑　浩志
装　　丁　テラカワアキヒロ

【著者紹介】

吉田英史（よしだ ひでふみ）

1975年神奈川県生まれ。早稲田大学で心理学、教育学を学び、同大学院で人材マネジメントを研究。

高齢者福祉施設、学校勤務を経て、感涙療法士に。高校教師時代に、相談に来る生徒たちを見ていて、相談中に泣き出す生徒ほど、早く立ち直っていくことから、「涙は人をスッキリさせて、立ち直らせる効果がある」ことに注目していた。2013年から「涙活」をスタート。現在、全国の企業や学校、自治体等において、涙活ワークショップや講演会を実施している。これまで泣かせてきた人数は約5万人にのぼる。

「涙活」という取り組みの社会的意義に国内海外のメディアがこぞって取材。約500媒体に取り上げられる。


元高校教師・スクールカウンセラー。通称、なみだ先生。

「なみだ先生」公式サイト：http://www.tearsteacher.com

涙活力

2021年10月18日　初版発行

著　者　吉田英史
発行人　後尾和男
編集協力　中村かおり
瀬﨑浩志
装　丁　テラカワ アキヒロ（Design Office TERRA）
発行元　株式会社玄文社
〒108-0074　東京都港区高輪4-8-11-306
組版・印刷・製本　新灯印刷株式会社

本書は著作権上の保護を受けています。本書の一部または全部を、いかなる方法においても無断で複写、複製、転載、テープ化、ファイルに落とすことは禁じられています。

落丁、乱丁がございましたら小社までお送りください。交換いたします。

定価はカバーに表示してあります。

Printed in Japan

ISBN978-4-905937-60-9 ©YOSHIDA Hidefumi 2021